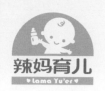

辣妈育儿
♥ Lama Yu'er ♥

宝宝常见病

对症食疗 按摩 护理

薛卫国 著

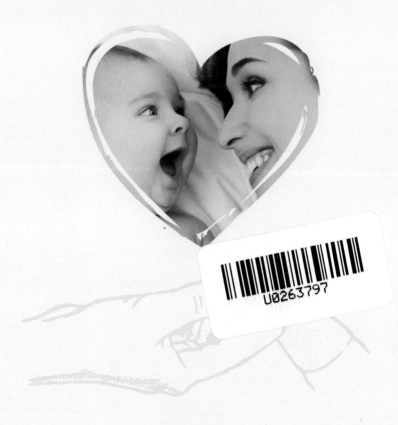

SPM
南方出版传媒
广东科技出版社
·广州·

图书在版编目（CIP）数据

宝宝常见病对症食疗 按摩 护理／薛卫国著.—广州：广东科技出版社，2016.2

（辣妈育儿）

ISBN 978-7-5359-6469-4

Ⅰ.①宝… Ⅱ.①薛… Ⅲ.①小儿疾病—常见病—食物疗法②小儿疾病—常见病—按摩疗法（中医）③小儿疾病—常见病—护理 Ⅳ.①R247.1②R244.1③R473.72

中国版本图书馆CIP数据核字（2016）第005792号

Baobao Changjianbing Duizheng Shiliao Anmo Huli

宝宝常见病对症食疗 按摩 护理

责任编辑：刘锦业

特约编辑：李琳琳

美术编辑：吴金周

封面设计：桃　子

责任校对：吴丽霞　黄慧怡

责任印制：吴华莲

出版发行：广东科技出版社

　　　　　（广州市环市东路水荫路11号　邮政编码：510075）

http：//www.gdstp.com.cn

E-mail：gdkjyxb@gdstp.com.cn（营销中心）

E-mail：gdkjzbb@gdstp.com.cn（总编办）

经　　销：广东新华发行集团股份有限公司

印　　刷：北京尚唐印刷包装有限公司

规　　格：720mm×1 000mm　1/16　印张12　字数240千

版　　次：2016年2月第1版

　　　　　2016年2月第1次印刷

定　　价：39.00元

如发现因印装质量问题影响阅读，请与承印厂联系调换。

前言

　　每一个宝宝都是父母人生里最好的礼物，每一个父母都希望自己的宝宝能够茁壮地成长，宝宝的保健需求、成长模式及发育标志都与宝宝的健康密切相关，父母对宝宝的呵护关怀最根本的就是为宝宝提供各种适宜的环境，而宝宝能健康快乐地成长也是父母最大的欣慰。

　　宝宝在婴幼儿时期身体抵抗力差、免疫力低，往往难以抵御疾病的"袭击"，而新手父母缺乏相应的育儿经验，在遇到宝宝有咳嗽、发烧、感冒等症状时，常常表现得手足无措。其实，宝宝生病前就有一些异常状况，而父母如果没有及时察觉，就很容易延误治疗的最佳时机；宝宝生病之后，有些父母因为护理不当，反而加重了宝宝的病情。所以，了解一些关于宝宝常见病的基本知识，做好充分的知识储备，可以在宝宝有疾病征兆的时候，做好预防工作。即便宝宝已经生病了，也可以通过自己掌握的知识及时缓解宝宝的病情。

本书主要介绍了0～3岁的宝宝在新生儿期、婴幼儿期这两个特殊时期一些常见不适症和疾病的预防及护理，帮助父母分析宝宝患病的原因，了解宝宝发病后的症状，随时掌握宝宝的身体状况，防患于未然，同时能帮助父母在最短的时间内准确判断宝宝的病情，找到最佳的护理方案，通过饮食疗法和抚触按摩法，给宝宝最贴心的呵护，让宝宝远离疾病的困扰，快乐健康地成长！

北京中医药大学针灸推拿学院
副教授，硕士生导师　薛卫国

Contents

目录

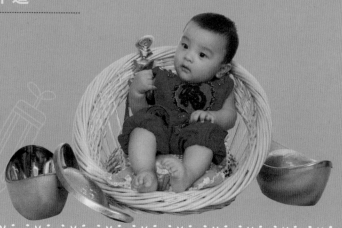

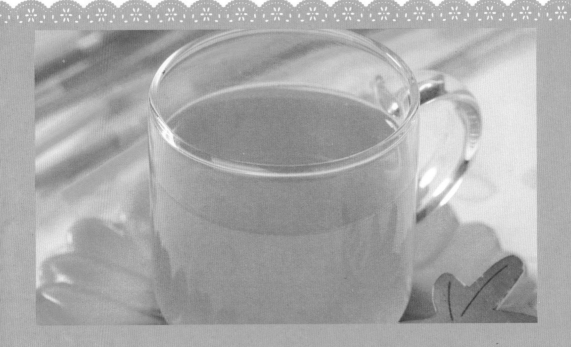

宝宝常见疾病对症食疗 按摩 护理

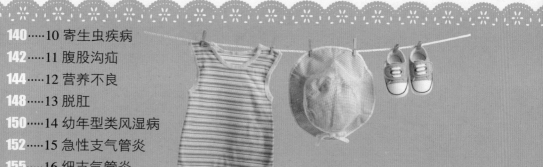

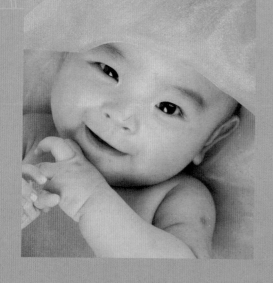

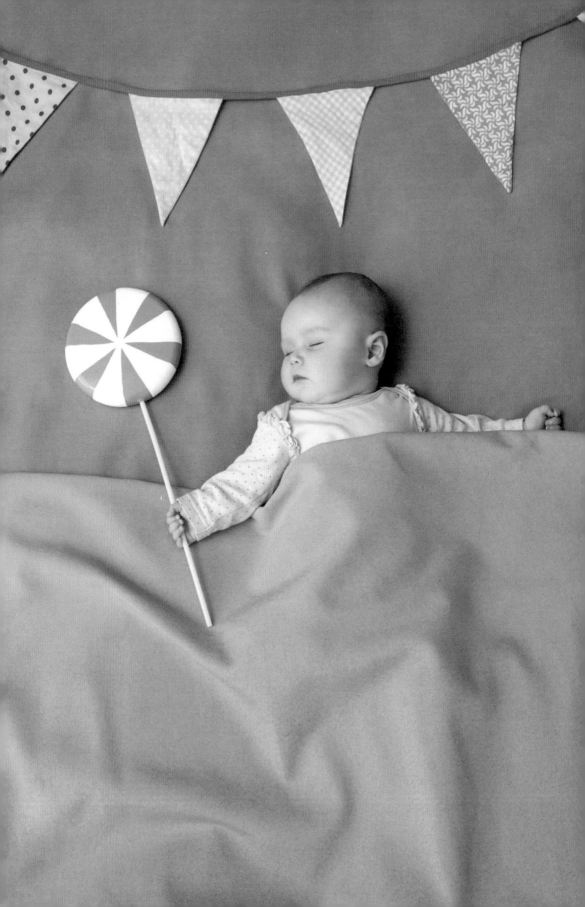

Part 01

宝宝常见不适
对症食疗 按摩 护理

宝宝的婴幼儿期是生长发育最迅速的时期，

也是最容易出现不适症状的时期，

爸爸妈妈在照顾好宝宝平时的衣食住行的同时，

还要掌握一些应对宝宝常见症状的方法。

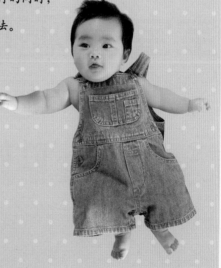

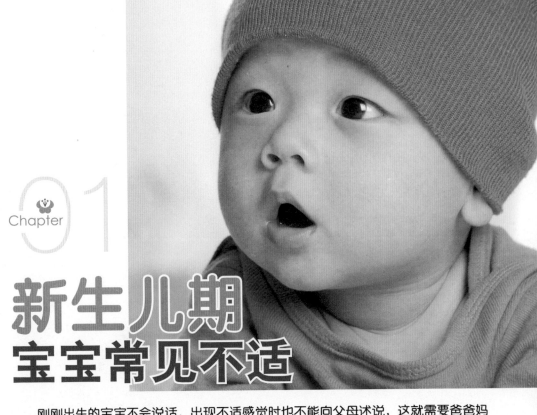

01 Chapter

新生儿期
宝宝常见不适

刚刚出生的宝宝不会说话，出现不适感觉时也不能向父母述说，这就需要爸爸妈妈们平时注意观察，及时发现宝宝可能出现的问题。

01 〔吐奶和溢奶〕

吐奶和溢奶，其实都是指奶从宝宝嘴里面流出来的现象，一般来说，轻微吐奶和溢奶并没有什么太大的区别，不用采取特别的治疗方式。随着宝宝逐渐长大，这种情况将会有明显的改善。

但是，如果宝宝出现了严重的喷射性吐奶状况，这时，父母就必须特别注意了。

了解病因

宝宝吐奶现象较为常见，因为宝宝的胃呈水平位，容量小，连接食管处的贲门较宽，关闭作用差，连接小肠处的幽门较紧，而宝宝吃奶时又常常吸入空气，奶液容易倒流入口腔，引起吐奶。

喂奶方法不当也会引起宝宝吐奶，如让宝宝仰卧喂奶，人工喂养时奶瓶的奶嘴未充满奶水、有空气进入，吃奶后马上让宝宝躺下等。

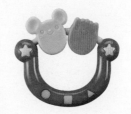

💙 防治护理

给宝宝喂的奶量不宜过多，间隔不宜过密。尽量抱起宝宝喂奶，让宝宝的身体处于45°左右的倾斜状态，这样宝宝胃里的奶液会自然流入小肠，与躺着喂奶相比，可有效减少吐奶的现象。

喂完奶后，把宝宝竖直抱起靠在肩上，轻拍宝宝后背，让他通过打嗝排出吸奶时一起吸入胃里的空气，再把宝宝放到床上。此时，不宜马上让宝宝仰卧，而是应当侧卧一会儿，然后再改为仰卧。

💙 推拿处方

推指三关、推六腑（退六腑）、推四横纹、分推大横纹（分阴阳）并合阴阳、补脾经、推胃经、补肾经、按揉足三里、摩脐。

💙 对症按摩

宝宝仰卧位，施行以下手法

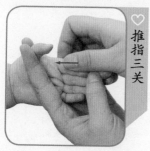

推指三关

● 操作方法：用一手拇指桡侧沿婴幼儿食指桡侧面自指端向指根推食指掌面的上、中、下三节，即风、气、命三关50~100次。

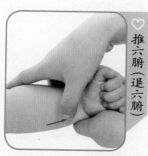

推六腑（退六腑）

● 操作方法：用拇指指面或食指指面、中指指面沿婴幼儿前臂尺侧自肘部推向腕部50~100次。

ꖰꖰ Attention

父母要确认这些❗

吐奶、溢奶是新生儿时期常见的症状之一：

☐ 吐奶的量比较多，可发生在喂奶后不久，吐奶前宝宝有张口伸脖、痛苦难受的表情。

☐ 溢奶多半是宝宝因为吃奶时吸进了空气，空气进入胃后，因气体较液体轻而位于上方，容易冲开贲门，会溢出一些乳汁。

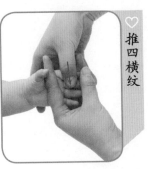

推四横纹

● 操作方法：用拇指从婴幼儿食指横纹处推向小指横纹处50~100次。

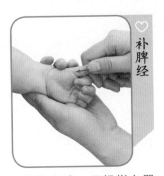

补脾经

● 操作方法：用拇指自婴幼儿拇指尖推向指根方向，即沿其拇指桡侧赤白肉际直推50~100次。

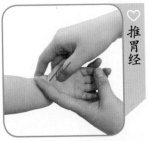

推胃经

● 操作方法：用一手固定婴幼儿拇指及其掌指关节，以另一手拇指指腹或桡侧面，自婴幼儿拇指根向掌根推大鱼际外侧缘，来回推50~100次。

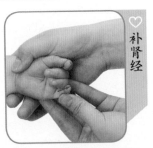

补肾经

● 操作方法：用拇指指端，自婴幼儿小指根向小指尖方向推小指末节螺纹面50~100次。

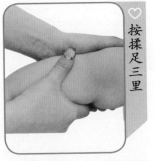

按揉足三里

● 操作方法：用拇指按揉婴幼儿足三里穴50~100次或3~5分钟。

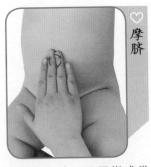

摩脐

● 操作方法：用四指或掌摩婴幼儿肚脐3~5分钟。

⓿② 〔夜啼〕

新生儿夜啼几乎是所有父母必经的梦魇，其实所有新生儿都会在半夜哭，而且绝大部分是正常的，父母只要有耐心，面对宝宝哭闹时做该做的检视，并依照宝宝的特质给予适当的安抚，就能让宝宝平稳度过特别爱哭的阶段。

💙 了解病因

宝宝夜啼的原因很多，大致分为非疾病引起或疾病引起两大类。

1. 非疾病引起的哭闹

未满月的新生儿，哭是一种本能。

这个时期，宝宝的哭是生理性的，并不表示机体有什么异常情况。

相反，新生儿重病时，反而表现精神萎靡，不吃不哭，此时需引起家长重视。正常新生儿的生理性哭闹常出现在肚子饿了、尿布湿了、衣着过热或过冷时，还需注意有没有情绪波动、撒娇爱抱等情况。有时新生儿会在解大便前哭闹，这可能是较剧烈的肠蠕动引起的腹痛。

有些家长诉说婴儿仅在夜间哭闹而白天很好。如果其他生活表现都很好，可检查一下是否白天睡眠太多，晚上睡前过分嬉戏，情绪比较兴奋；是否睡时穿衣盖被过厚；或由于不良的生活习惯（如要抱着入睡，或吮奶入睡），当达不到目的时即哭闹，而给以相应的措施后，哭闹会停止。

2. 疾病引起的哭闹

任何疾病导致婴儿感觉不舒适或疼痛，都会引起哭闹。有时疾病的主要症状尚未出现之前而以哭闹为主要表现，但通过较仔细地观察，可逐渐发现与疾病相关的症状。

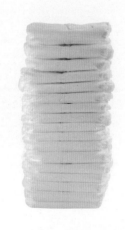

父母要确认这些!

精神状态:

□ 观察宝宝精神状态非常重要，如哭后精神良好，逗引后仍像平时一样高兴，则多为非疾病原因引起。反之，如果精神不好，应考虑疾病因素。

饮食状态:

□ 婴儿饿了会哭，哭声多急躁、响亮有力，有时伴四肢舞动，给喂奶即停止，且开始吸吮时表现急迫有力。父母应掌握哺乳的定时与量，避免一哭就哺乳，否则，会因哺乳量过多导致消化不良。

❶ 消化道疾病。宝宝患各种急性肠道感染及消化不良时，可因肠蠕动增加及肠痉挛而引起腹痛，导致婴儿哭闹。人工喂养的婴儿可因对牛奶蛋白过敏或乳糖不耐受引起肠胀气及痉挛而哭闹，一般都伴有腹泻。哭闹时有时可听到或感觉到婴儿肚子内咕咕作响，待解出稀便后，哭闹即停止。

❷ 营养性疾病。宝宝患早期活动性佝偻病时常表现烦躁不安、易惊、好哭、多汗，尤其夜间好哭，故为"夜啼"的常见原因。

❸ 颅内疾病。宝宝患脑炎、脑膜炎或颅内出血等颅内疾病，常出现音调高亢的阵发性哭闹。尤其新生儿出现阵发性尖叫，应考虑颅内出血，这是颅内压增高引起头痛的一种表现，应引起警惕。

💙 防治护理

如果宝宝是因为疾病因素而哭闹，应该采取的方法就是对症治疗。如果是因为非疾病因素所导致，父母就要掌握一些安抚的方法。

· 饥饿：要根据需要来喂食。如果宝宝只是想满足吮吸的欲望时，妈妈可以不用喂奶，只要给他一瓶温水即可，也可以用安抚奶嘴来满足宝宝的需要。

· 温度：宝宝的房间尽可能地保持在26℃左右，并且勤给宝宝换尿布。

· 疲倦：将宝宝放在安静且暖和的地方休息。

· 惊吓：紧紧抱着宝宝，轻轻摇他或给他唱歌。尽量避免突然的震动、噪声或强光。

· 裸体：大部分的宝宝都不喜欢让皮肤直接接触空气，这样会使他们感到缺乏安全感。因此，在宝宝出生后的几个星期中，尽可能地减少脱光衣服的次数。在洗澡或换衣服时，要注意动作轻缓，避免拉扯，并不时地和他说话以安抚他紧张的情绪。

· 要抱：只要宝宝一哭就要尽快把他抱起来，让他趴在妈妈的肩上或膝盖上，轻轻地按摩他的背部。

另外，各种移动或有节奏的声响也能起到安抚的作用，如利用摇篮或摇椅来摇晃宝宝；抱着宝宝进行有明显节奏的散步或跳舞；汽车的移动和稳定的引擎声音都可以让他回忆起过去在妈妈羊水中摇晃的感觉。

对新生儿来说，适当地哭一哭没有坏处，既可锻炼心、肺功能，又可加强四肢、腹部肌肉力量，所以听到哭声，父母不必紧张，但也不要忽视他，不理他。从心理需求的角度分析，宝宝此时很需要得到父母的爱，需要安全感。

💙 对症按摩

宝宝仰卧，施行以下手法

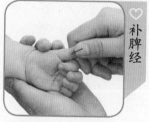

补脾经

● **操作方法**：用拇指自婴幼儿拇指尖推向指根方向，即沿其拇指桡侧赤白肉际直推50~100次。

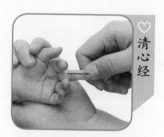

清心经

● **操作方法**：用拇指指腹自婴幼儿中指根向指尖方向推中指末节螺纹面50~100次。

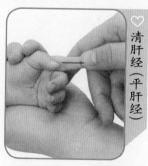

清肝经（平肝经）

● **操作方法**：用拇指指腹自婴幼儿食指根向食指尖端推食指末节螺纹面50~100次。

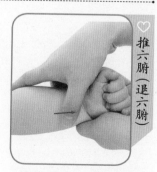

推六腑（退六腑）

● **操作方法**：用拇指指面或食指指面、中指指面沿婴幼儿前臂尺侧自肘部推向腕部50~100次。

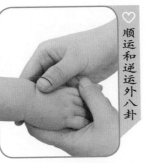

顺运和逆运外八卦

● 操作方法：使婴幼儿掌心向下，以一手拇指做顺时针和逆时针方向掐运婴幼儿外八卦50~100次。

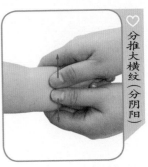

分推大横纹（分阴阳）

● 操作方法：以两拇指自婴幼儿掌横纹中总筋处向两旁分推腕横纹50~100次。

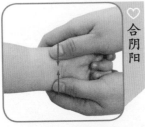

合阴阳

● 操作方法：两拇指自婴幼儿掌横纹两旁向中间腕横纹合推50~100次。

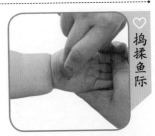

捣揉鱼际

● 操作方法：中指端捣揉婴幼儿大小鱼际交接凹陷处50~100次。

小贴士

↘对于热证的夜啼，多主张运用清心解热之品如导赤丹。本症关键是热，所以选用一些清热的饮食也可达到治疗的目的。但要注意的是有热证需要清热，但药物不宜久用，热去则啼止，药亦应停用。

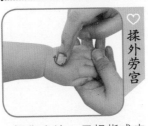

揉外劳宫

● 操作方法：用拇指或中指指端揉婴幼儿外劳宫穴50~100次。

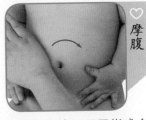

摩腹

● 操作方法：用四指或全掌顺时针和逆时针方向摩于婴幼儿整个腹部3~5分钟。

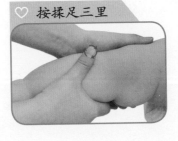

按揉足三里

● 操作方法：按摩者用拇指按揉婴幼儿足三里穴（膝盖外侧凹陷下3寸）50~100次或3~5分钟。

❸〔脐风〕

　　宝宝出生后，脐带会被剪断，脐带的使命也宣告结束。但是，新生儿脐部是一个细菌容易繁殖的地方，如果护理不当，宝宝很容易感染，导致脐风，严重时还会引起菌血症和败血症。因此，新手妈妈一定要精心护理。

✅ 了解病因

　　脐风，又称婴幼儿脐风，通常是在接生婴儿剪断脐带时，由于接生人员的手或所用的剪刀、纱布未经消毒或消毒不严格，或结扎不紧，风冷水湿从脐部入侵婴儿身体，或婴儿洗浴时牵动脐带使脐带脱落过早，局部受伤感染所致。

✅ 防治护理

　　父母在新生儿脐带脱落前，最好每天检查脐部，观察脐带残端有无出血、渗血、渗液等情况，若发现宝宝脐部出血要及时送医院处理。一般情况下只要用消毒棉签蘸75%的酒精涂擦脐部，由内向外做环形消毒，然后盖上消毒纱布，再用胶布固定，以防止感染。

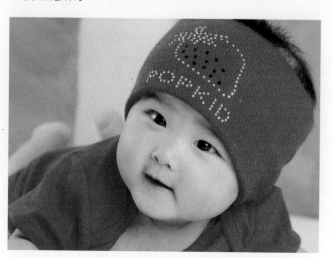

父母要确认这些❗

脐风临床以牙关紧闭、全身肌肉僵直痉挛、角弓反张、面带苦笑为特征。

☐ 初发病时，婴儿频频喷嚏、啼哭不安、精神躁扰不宁、吮乳口松，这是脐风将发的先兆。

☐ 发作期，患儿身发寒热、脐肿腹胀、牙关紧闭、不能吮乳、唇口收缩、口禁舌僵、呕吐白沫、啼不出声。

☐ 严重时，患儿可出现颜面、口唇、四肢抽搐、颈项僵直、角弓反张等症状。

勤换尿布，并要避免尿布直接覆盖在脐部上，若尿湿了脐带纱布，需及时重新消毒脐部再包扎。

给宝宝洗澡时尽量不打湿脐部，更不能将宝宝全身浸在澡盆内，以防脐部被水浸湿而引起感染。

脐带脱落后，脐窝稍潮湿，每天要用2%的碘酒擦洗，再用75%的酒精擦洗，然后涂1%～2%的甲紫，每天2～3次，直到局部红肿消退、干燥。换药时要严格执行无菌操作，保持局部干燥，防止感染。换药时应注意保暖，防止受凉。

脐带脱落后也应认真观察创面，如见有液体分泌物流出，或有红肿表现，且咳嗽哭闹加重时，应怀疑脐部感染，要带宝宝及时到医院检查。

💟 **对症按摩**

宝宝仰卧或俯卧，施行以下手法

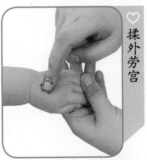

揉外劳宫

● 操作方法：拇指或中指端揉婴幼儿外劳宫穴（掌背中央，与内劳宫穴相对处）50~100次。

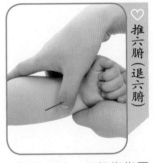

推六腑（退六腑）

● 操作方法：用拇指指面或食指指面、中指指面沿婴幼儿前臂尺侧自肘部推向腕部50~100次。

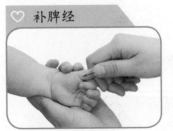

补脾经

● 操作方法：用拇指自婴幼儿拇指尖推向指根方向，即沿其拇指桡侧赤白肉际直推50~100次。

宝宝仰卧或俯卧，施行以下手法

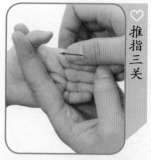

推指三关

● 操作方法：用一手拇指桡侧沿婴幼儿食指桡侧面自指端向指根推食指掌面的上、中、下三节，即风、气、命三关50~100次。

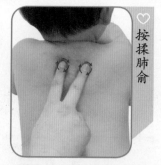

按揉肺俞

● 操作方法：用食、中二指指端在婴幼儿肺俞穴上（第三胸椎棘突下旁开1.5寸）回环揉50~100次。

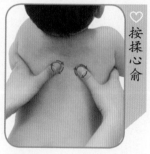

按揉心俞

● 操作方法：用拇指指腹按揉婴幼儿心俞穴（第五胸椎棘突下旁开1.5寸）50~100次。

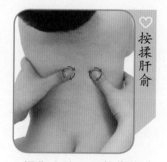

按揉肝俞

● 操作方法：用拇指指腹按揉婴幼儿肝俞穴（第九胸椎棘突下旁开1.5寸）50~100次。

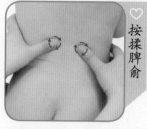

按揉脾俞

● 操作方法：用拇指指腹按揉婴幼儿脾俞穴（第十一胸椎棘突下旁开1.5寸）50~100次。

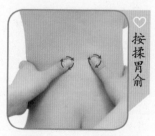

按揉胃俞

● 操作方法：用拇指指腹按揉婴幼儿胃俞穴（第十二胸椎棘突下旁开1.5寸）50~100次。

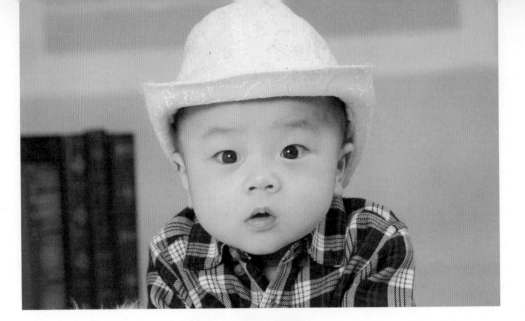

04 〔胎惊〕

　　胎惊是由于妈妈在妊娠期间受惊，调摄不当，致使胎儿受到影响，或因宝宝出生后伤于乳食以及感风寒所致。从现代医学讲，本病属于惊厥范畴。

♥ 了解病因

　　胎惊多由于新生儿大脑皮质功能发育尚未完善，神经髓鞘未完全形成，血脑屏障的功能较差以及水、电解质代谢不稳定等。

♥ 对症按摩

宝宝仰卧，施行以下手法

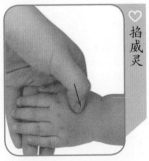

掐威灵

●操作方法：用拇指指甲掐婴幼儿威灵穴，操作3~5次。

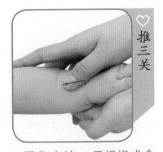

推三关

●操作方法：用拇指或食指、中指指腹沿婴幼儿前臂桡侧自腕横纹推向肘横纹50~100次。

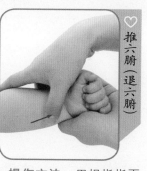

推六腑（退六腑）

● 操作方法：用拇指指面或食指指面、中指指面沿婴幼儿前臂尺侧自肘部推向腕部50~100次。

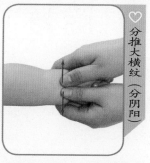

分推大横纹（分阴阳）

● 操作方法：以两拇指自婴幼儿掌横纹中总筋处向两旁分推腕横纹50~100次。

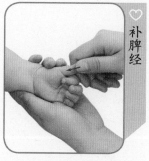

补脾经

● 操作方法：用拇指自婴幼儿拇指尖推向指根方向，即沿其拇指桡侧赤白肉际直推50~100次。

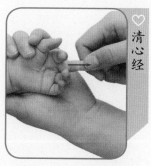

清心经

● 操作方法：用拇指指腹自婴幼儿中指根向指尖方向推中指末节螺纹面50~100次。

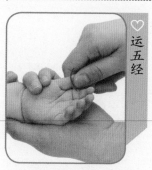

运五经

● 操作方法：以一手拇指端自婴幼儿拇指端至小指端分别运五指末节螺纹面50~100次。

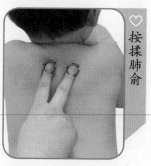

按揉肺俞

● 操作方法：用食、中二指端在婴幼儿肺俞穴上（第三胸椎棘突下旁开1.5寸）回环揉50~100次。

Attention

父母要确认这些！

宝宝胎惊常有以下症状：

☐ 刚发病时，多发烧，好啼哭而不止，乳食不进，呕吐，好流口水。

☐ 常有惊厥、昏厥的情况，屡发屡停，四肢抽搐，口闭不开，面部肌肉痉挛，脸色青色或者红赤。

☐ 严重时，出现角弓反张、眼睛上翻、神志不清等症状。

05 〔胎黄〕

　　新生儿于出生后数天内面目、皮肤发生黄疸，叫"胎黄"，或称"胎疸"，即现在所称的新生儿黄疸。

了解病因

　　新生儿发生黄疸可能是生理性的，也可能是病理性的。大部分宝宝出生后2～3天出现黄疸，4～6天最严重，足月的宝宝出生后10～14天消退，早产的宝宝延迟至3～4周才消退。黄疸程度轻，可为浅杏黄色，限于面部、颈部、巩膜、躯干及四肢。新生儿的生理性黄疸一般不需要特殊治疗，在出生后半小时早开奶，频繁吸吮，加强母乳喂养多可自行消退。

防治护理

　　尽早使胎便排出。因为胎便里含有很多胆红素，如果胎便不排干净，胆红素就会经过新生儿特殊的肝肠循环重新吸收到血液里，使黄疸增高。给宝宝充足的水分，促使其排尿，因为小便过少不利于胆红素的排泄。

对症按摩

宝宝仰卧，施行以下手法

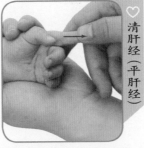

清肝经（平肝经）

●操作方法：用拇指指腹自婴幼儿食指根向食指尖端推食指末节螺纹面50～100次。

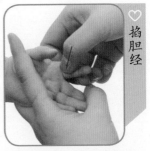

掐胆经

●操作方法：用拇指指甲掐婴幼儿胆经（食指掌面近掌节）3～5次。

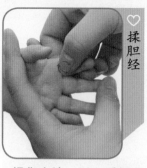

揉胆经

● 操作方法：以一手握婴
幼儿的手，使其掌心朝
上，以另一手拇指指端揉
婴幼儿胆经（食指指面近
掌节）50~100次。

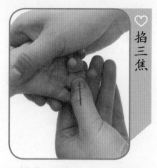

掐三焦

● 操作方法：以一手握婴
幼儿的手，使其掌心朝
上，以另一手拇指指甲掐
婴幼儿三焦（无名指掌面
近掌节）3~5次。

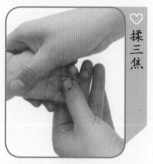

揉三焦

● 操作方法：婴幼儿坐位或
仰卧位，按摩者用拇指指
端揉婴幼儿三焦（无名
指掌面近掌节）50~100次。

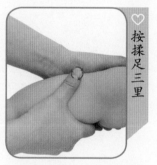

按揉足三里

● 操作方法：用拇指按揉
婴幼儿足三里穴（膝盖外
侧凹陷下3寸）50~100次
或3~5分钟。

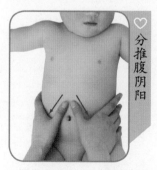

分推腹阴阳

● 操作方法：用双手拇指自中
脘穴向两旁斜下方（即肋弓边
缘向两旁）分推50~100次。

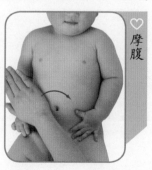

摩腹

● 操作方法：用四指或全
掌摩于婴幼儿整个腹部3~5
分钟。

⚡ Attention

父母要确认这些❗

发现宝宝出现黄疸时，父
母要注意观察：

☐ 初步判断黄疸的程度。
父母可以在自然光线
下，观察宝宝的皮肤，
如果仅仅是面部黄，为
轻度黄疸；如果躯干部
皮肤黄，为中度黄疸；
如果四肢和手足心也
黄，为重度黄疸。

☐ 观察大便颜色。如果大
便呈陶土色，应考虑病
理性黄疸，多由先天性
胆管畸形所致。如果黄
疸程度较重，出现伴随
症状或大便颜色异常，
应及时去医院就诊，以
免耽误治疗。

06 〔窒息〕

胎儿娩出后，若1分钟无呼吸或仅有不规则、间歇性、浅表性呼吸者，则可断定为新生儿窒息。

了解病因

引起新生儿窒息的主要原因是呼吸中枢抑制、损害，或呼吸道阻塞。宫内缺氧严重或时间过久可损害呼吸中枢；或滞产胎头受压过久，脑组织充血、水肿，颅内压或颅内出血累及延髓呼吸中枢的氧供应；或分娩前不恰当地应用全麻或镇静药物，使胎儿呼吸中枢受阻；或在娩出过程中发生深呼吸动作，将羊水、黏液和胎便吸入呼吸道。这些均可使新生儿出生后出现原发性无呼吸或呼吸功能不全。

防治护理

发现新生儿窒息时应及时处理，保持呼吸道通畅，可做人工呼吸、供氧等。多数患儿经处理后，情况能迅速好转，呼吸转为正常，但仍应仔细观察其呼吸及一般状况，并注意保暖，大部分宝宝日后发育不受影响；如果窒息程度严重，经抢救后面色仍苍白，并迟迟不能出现正常的呼吸，四肢松弛，这类宝宝存活率低，存活者常留有不同程度的运动或智力障碍。

预防新生儿窒息，孕妇在孕期就要做好工作，定期接受产前检查，及时发现异常并予以适当的治疗。胎心异常提示胎儿缺氧，应及时给孕妇吸氧，并选择适当的分娩方式。临产时孕妇情绪要稳定，因过度换气后的呼吸暂停可使胎儿的氧分压降至危险水平。此外，孕妇用麻醉剂、止痛剂、镇静剂时一定要严格掌握剂量，注意孕妇表征。

Attention

父母要确认这些❗

新生儿窒息分以下两种情况：

☐ 青紫窒息：窒息程度较轻。周身皮肤呈青紫色，脐血管充盈，有搏动，心跳规律有力，皮肤黏膜反射存在，肌肉张力好，无呼吸道梗阻，刺激皮肤可出现正常呼吸。

☐ 苍白窒息：窒息严重。新生儿外周血循环障碍，皮肤苍白，四肢厥冷，昏迷休克，脐带变细，粪染黄绿，无搏动，心音慢弱或不规律，头颈、四肢松软无力，皮肤黏膜反射消失，如不及时抢救，可死亡。

07 〔关节脱臼〕

新生儿处在骨骼的发育阶段，如果大人在平时穿衣服或是户外活动时不留心，很容易造成宝宝关节脱臼。另外，宝宝关节脱臼还有一些先天性的因素。

了解病因

髋关节是介于大腿骨与骨盆之间的大关节。先天性髋关节脱臼是小儿骨科中相当常见的问题，也是造成宝宝跛行、长短腿，成人骨性关节炎的重要原因。

先天性髋关节脱臼的发生，一般认为是胎儿在胎内受压迫所引起。也就是说，关节在早期发育上是正常的，在怀孕最后一两个月，胎儿长到相当大时，才因胎内受压迫，固定在某种姿势，关节不能活动，才造成它的不稳定，所以它是一种变形，而不是像兔唇、多指畸形等系一种畸形。女宝宝特别容易罹患此症，一般认为受女性激素的影响，使关节韧带特别松弛，而易致脱臼。

防治护理

若宝宝的手臂单边不动但没有疼痛感，则可用三角巾或布，将脱臼部位稍作固定，然后立刻送医院；但若宝宝活动手臂时会有疼痛感，或手臂无力垂下，则需立即送医院急救。当宝宝脱臼时，别随意移动宝宝，避免移动的过程中造成宝宝患部的二度伤害，先固定患部后施以冰敷，再迅速到医院治疗。

另外，改变包裹宝宝的方式也可以预防宝宝关节脱臼。如果把宝宝包裹得很紧，髋部处于伸直、内收姿势，而且不易活动，这样便使得宝宝不稳定的髋关节无法稳定下来，甚至发生脱臼。改变包宝宝的方式，使宝宝能自然屈曲、外张，则能使脱臼的发生率得以下降。

Attention

父母要确认这些 ！

可以通过以下两点，来判断宝宝是否已经脱臼：

□ 当发现宝宝两边的手臂不对等、宝宝单边的手臂不动、活动手臂却有疼痛感。

□ 宝宝自己会避免某部位的肢体动作。

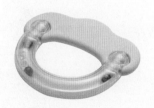

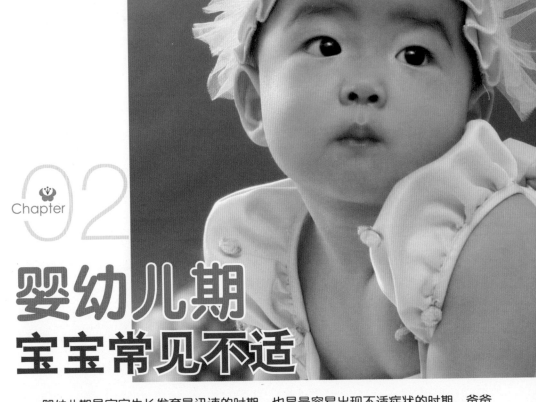

Chapter 02

婴幼儿期
宝宝常见不适

婴幼儿期是宝宝生长发育最迅速的时期，也是最容易出现不适症状的时期，爸爸妈妈在照顾好宝宝平时的衣食住行的同时，还要掌握一些应对不适症状的方法。

01 〔咳嗽〕

咳嗽是气管或者肺部受到了刺激而高度兴奋时，为了防止黏液或脓在气管中堆积，机体自发形成的一种保护性反应。

♥ 了解病因

咳嗽只是一种症状，而不是一种疾病，它往往是宝宝患上某些疾病的表现。

• 咳嗽主要是由咽喉或气管的病毒感染引起。

• 咳嗽也是一种保护性机制，例如宝宝将食物或者小物件吸入气管内时，咳嗽可以帮助异物排出。

• 支气管炎、假膜性喉炎或吸入刺激物也会引起咳嗽，

例如吸入二手烟或有害气体。

· 支气管炎、细支气管炎和肺炎均属于下呼吸道感染，由此引起的咳嗽声音持续而短脆，通常会伴随有发热和咳嗽引起的喘息，而且咳嗽会持续整天，夜间加剧，在运动后也会加重，当宝宝俯卧时咳嗽也会加重。

· 偶尔咳嗽会因为后鼻道感染而引起，临床表现是发出"隆隆"样低沉的声音，在宝宝夜晚平卧入睡时会加重。

♥防治护理

在宝宝咳嗽时，父母应寻找诱发咳嗽的原因，并选择最好的治疗方式。家庭护理仅仅能降低宝宝气道的反应速度，但不能彻底治愈疾病。除非病因被确定，否则咳嗽不会停止。因此，父母应做好以下几个方面的事项：

· 仔细聆听宝宝咳嗽的声音。例如：假膜性喉炎的咳嗽声与动物的咆哮声近似，过敏引起的干咳和后鼻道感染会引起"隆隆"的咳嗽声，当宝宝晚上睡觉和清晨睡醒时，声音听上去更加严重。

· 当宝宝在冬天出现咳嗽时，给他围上围巾或用丝巾包住鼻子和嘴。因为通常情况下，冷空气会引起咳嗽加剧，使用围巾或丝巾能使吸入的空气变暖，避免过冷空气的刺激。

· 父母不要在宝宝房间里吸烟，或让宝宝暴露在二手烟环境下。

· 避免化学烟雾和污染空气的刺激，这种刺激会造成肺部损害和咳嗽加剧。

· 在宝宝的房间里使用加湿器，一定记着定期清洗机器，否则易滋生细菌。

· 宝宝咳嗽痰多时，应将宝宝的头抬高，促进痰液排出，减少腹部对肺部的压力。

Attention

父母要确认这些❗

宝宝一旦出现以下情况之一，爸爸妈妈要立即带他去医院：

☐ 出现呼吸问题或嘴唇、指甲青紫。

☐ 由于食物或是其他异物阻塞气道而突然发生的剧烈咳嗽。

☐ 由于剧烈咳嗽引起窒息、昏迷。

☐ 咳出的黏液带血。

☐ 咳嗽发作影响到睡眠。

☐ 喘息或呼吸频率加快。

☐ 发热持续72小时以上。

☐ 出现3次以上咳嗽导致的呕吐。

☐ 续持1周以上的咳嗽。

• 蒸汽能减轻宝宝咽喉部的高度兴奋，可以让大一些的宝宝洗个淋浴。如果宝宝的年纪太小，还不能独自洗澡，可以在相对封闭的淋浴间中放些热水，当蒸汽充满浴室后抱着宝宝在里面待10~15分钟。从蒸汽房间迅速进入到相对凉爽干燥的环境这一过程也具有一定的辅助治疗作用。

由于宝宝咳嗽时常伴有痰多的现象，有些父母就习惯自行给宝宝用化痰药。化痰药通过增加呼吸道中的液体分泌起作用，这可以帮助宝宝将稀释后的痰液咳出来。但化痰药物中含有导致嗜睡的成分，父母应根据宝宝的具体情况在医嘱下用药。

Cooking for Baby 对症食疗

当宝宝咳嗽时，父母应该在饮食方面做到以下几点：

● 给宝宝提供充足的水。治疗咳嗽最好的药物就是白开水，白开水能够将痰液稀释，并润滑喉咙。温热的液体，如鸡汤，也具有同样的作用。

● 如果宝宝在咳嗽的同时伴有严重的呕吐，就应减少每次进食的总量，做到少食多餐。

梨藕二汁饮 ①

原料
鲜藕、梨各250克，白糖适量。

做法
1 藕洗净，去皮，切片；梨洗净，去皮、核，切块。
2 将藕片、梨块一同放入榨汁机中榨汁。
3 将榨好的汁过滤后加入白糖，搅匀即可。

妈妈喂养经
梨藕二汁饮对风热咳嗽有一定的调养作用。宝宝患风热咳嗽后，会出现咽红口干、咳痰黄且黏稠、鼻流浊涕等症状。

橘皮粥 ②

原料
鲜橘皮30克，大米100克，白糖适量。

做法
1 鲜橘皮洗净，切丝；大米淘洗干净，用清水浸泡2小时左右。
2 煲锅置火上，加入适量清水，放入橘皮丝，大火煮沸，再加入泡好的大米，大火煮沸后，转小火煮30分钟，粥成后，放入白糖搅匀即可。

百合银耳粥 ③

原料
鲜百合50克，水发银耳25克，大米100克，红枣5~10颗，红小豆30克，白糖适量。

做法
1 鲜百合、红枣分别洗净；大米、红小豆淘洗干净后，用清水浸泡2小时左右；银耳去蒂，洗净，撕成小片。
2 煲锅置火上，加入适量清水，放入红小豆、大米煮至五成熟，再加入鲜百合、红枣、银耳同煮成粥，加白糖搅匀即可。

对症按摩

婴幼儿仰卧位，施行以下手法

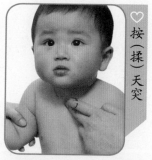

按（揉）天突

●操作方法：以中指指端按或揉婴幼儿天突穴（胸骨上窝正中凹陷中）50~100次。

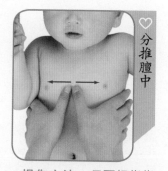

分推膻中

●操作方法：用两拇指指腹，自婴幼儿膻中穴（两乳头连线之中点）向两旁分推至乳头50~100次。

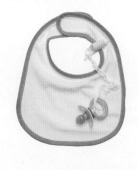

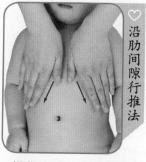

沿肋间隙行推法

●操作方法：两手掌相对分置于婴幼儿天突穴两侧，沿肋间隙自内向外分推至腋中线，自上向下至乳根穴平高处肋间隙止。

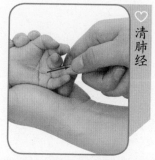

清肺经

●操作方法：一手握住婴幼儿的手，使其掌心向上，以另一手拇指指腹自婴幼儿无名指第二指间关节横纹向指尖推其末节螺纹面50~100次。

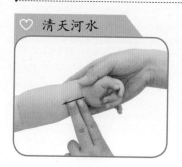

♡ 清天河水

●操作方法：按摩者一手握住婴幼儿的手，用另一手食、中二指指腹沿婴幼儿前臂内侧正中，自腕横纹推至肘横纹，即大陵穴至曲池穴，推50~100次。

小贴士

↘咳嗽常由病毒和细菌的感染，物理、化学刺激及过敏等因素引起。婴幼儿支气管炎急性发作的咳嗽一般持续7~10天，有时可迁延2~3周。若病程超过两年，每年发作时间超过两个月者，则转为慢性支气管炎，往往难以治愈。

02〔腹痛〕

宝宝说腹痛或捂住上腹部哭泣时，爸爸妈妈首先要做的是注意观察，尽可能精确地了解宝宝疼痛的感觉以及相关的症状。

了解病因

宝宝腹痛可能由多种原因引起，比如吃了一些与以往不同的东西、最近刚刚外出旅行回来、与病人有接触，也可能是发生了意外事故，如受到过腹部的撞击或者最近跌倒或在游乐场上受过伤等。此外，以下疾病也可导致宝宝腹痛：

• 病毒性胃肠炎或感冒时胃肠感。这是腹痛最常见的原因，并同时伴有呕吐或腹泻。多发生在宝宝聚集的地方，如幼儿园、学前班，容易集体生病。这时父母应注意是否集体食物中毒。

• 阑尾炎。这也是引起宝宝腹痛的原因。初期

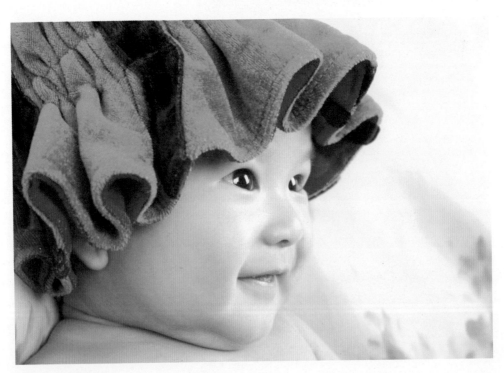

的腹痛一般位于腹部正中，是一种尖锐的、刀割般的疼痛，有可能被误诊成胃痛，随后转移到右下腹部。即使轻柔抚摸宝宝的腹部也会引起强烈的疼痛感。同时，伴随有恶心、呕吐和发热。不到3岁的宝宝很难被诊断出来，必须让宝宝全力配合医生，并向医生提供详细的信息以帮助诊治。

· 肠套叠。这是由于宝宝一部分肠管重叠在另一部分肠管之内而引起梗阻造成的。发生肠套叠后，每间隔15～20分钟会出现一阵痉挛性的绞痛，非常剧烈。宝宝在疼痛发作时，会表现得非常痛苦，但在间歇期则没有异样。如果出现了此种情况，就应立即去医院就诊。

防治护理

当宝宝腹痛时，爸爸妈妈应仔细地观察宝宝的情况，记录相关病情进展。这样去看医生时，爸爸妈妈就能够提供一套完整的病情记录，有助于医生诊断宝宝病情。

· 记录腹泻的次数，描述大便的性状（如是否水样便、大便颜色、是否有异常难闻的气味）。

· 记录呕吐次数，对呕吐物的性质进行描述（如有无食物残渣、颜色如何等）。

· 记录宝宝最后一次大便的时间及性状（如干燥的、软的、水样的等）。

· 回忆最近24小时内，宝宝吃了什么食物。

· 帮助宝宝确定疼痛的性质和次数。

· 每隔2小时，重新确认一下宝宝的病情，如果有任何剧烈的病情变化，如宝宝脸色突变，或是疼痛的性质和程度有变化，请及时就医。

请注意：爸爸妈妈不要在没有医生允许的情况下随意给宝宝服用止痛药，因为某些药物可能会对胃黏膜产生刺激，从而加重疼痛。

Attention

父母要确认这些 !

宝宝一旦出现以下情况之一，爸爸妈妈要立即带他去医院：

☐ 体温超过37.5℃，持续时间超过24小时。

☐ 疼痛持续超过24小时，宝宝看上去非常虚弱。

☐ 疼痛导致宝宝不停地哭泣或是不愿移动身体（宝宝保持弯腰屈膝，极为伤心地哭泣）。

☐ 宝宝行走时一直弯着腰或是按压腹部。

☐ 一直平卧，拒绝站立。

☐ 疼痛位于下腹部，无论在哪个位置，持续1个小时没有明显的改善。

☐ 呕吐物中出现胆汁或绿色液体。

☐ 持续、不受控制地呕吐。

☐ 频繁呕吐或腹泻12小时以上。

☐ 在事故或腹部撞击后出现的疼痛。

☐ 怀疑可能是中毒或药物引起的疼痛。

☐ 生殖区域疼痛或肿胀。

☐ 宝宝排尿时疼痛。

☐ 大便中出现鲜血或任何油样、暗褐色样便。

♥ 对症按摩

婴幼儿取仰卧位，施行以下手法

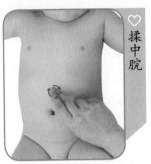

揉中脘

● 操作方法：以右手食指、中指指腹按顺时针方向揉婴幼儿中脘穴50~100次。

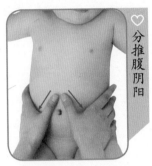

分推腹阴阳

● 操作方法：用双手拇指自中脘穴向两旁斜下方（即肋弓边缘向两旁）分推50~100次。

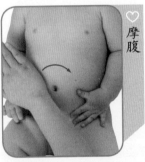

摩腹

● 操作方法：用四指或全掌摩于婴幼儿整个腹部3~5分钟。

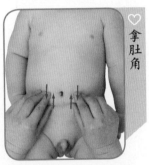

拿肚角

● 操作方法：用双手拇、食、中指三指，拿捏婴幼儿肚角5~10次。

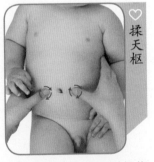

揉天枢

● 操作方法：用双手拇指按顺时针或逆时针方向揉动婴幼儿天枢穴50~100次。

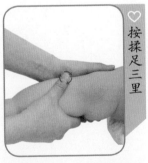

按揉足三里

● 操作方法：用拇指按揉婴幼儿足三里穴50~100次。

小贴士

↘腹痛在婴幼儿疾病中很多见，原因比较复杂，所以在按摩前要全面检查，以免延误病情。若发生剧烈腹痛，应立即到医院进行诊疗。腹痛婴幼儿要注意保暖，避免受外邪侵袭，饮食有节，勿暴饮暴食及过食生冷食物。

03 〔腹泻〕

　　当宝宝频繁出现水样或较稀的大便，大便的颜色是浅棕色或绿色，就可以断定宝宝腹泻了。

了解病因

　　腹泻常由于小肠感染引起，病毒性胃肠炎往往伴随腹泻，大多数的单纯性腹泻都是由病毒引起，其他可能引起腹泻的微生物包括：细菌、真菌和寄生虫。引起腹泻的病毒可以通过食物和水传播。

防治护理

　　宝宝腹泻重在预防，如果宝宝已经患有腹泻，要多观察，加强护理。由于腹泻时宝宝排便次数增多，排出的粪便还会刺激宝宝的皮肤，因此，每次排便后都要用温水清洗宝宝的小屁股，要特别注意肛门和会阴部的清洗。如果伴随发热现象，可用湿热的海绵擦身降温，并让宝宝吃流食。当宝宝恢复后，要逐渐地添加一些清淡的食物。如果是感染性腹泻应积极控制感染，可在医生的指导下选用黄连素（小檗碱）治疗；如果病情加重，则应赶快去医院诊治。

　　宝宝出现腹泻时，不要禁食，以防营养不良，但要遵循少食多餐的原则，每天至少进食6次。此外，还要补充适量的水分，以免宝宝脱水。

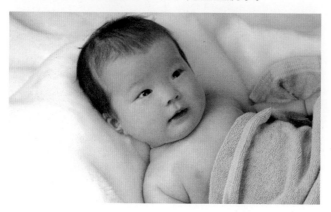

📺 Attention

父母要确认这些❗

宝宝一旦出现以下情况之一，爸爸妈妈要立即带他去医院：

☐ 大便带血或带有黏液。

☐ 体温超过37.5℃，宝宝看上去状态很不好。

☐ 超过6小时未排尿，啼哭无泪。

☐ 持续超过半小时的严重腹部绞痛，在腹泻后仍未减轻。婴儿和不会说话的小宝宝腹痛的主要表现是胸膝卧位，大声啼哭，任何试图安慰他的努力都无效。

☐ 无法进食，持续呕吐。

☐ 在12小时内，年龄小于1岁的宝宝出现8次及8次以上的腹泻。

☐ 腹泻或呕吐加重，在24小时内次数超过12次。

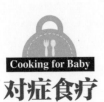

Cooking for Baby
对症食疗

常见的腹泻主要有生理性腹泻、胃肠道功能紊乱导致的腹泻以及感染性腹泻等。

● 前两种非感染性腹泻可以通过饮食调养进行治疗。

● 感染性腹泻则是由细菌、病毒、真菌等感染引起的，需要在药物治疗的基础上再进行饮食调理。

丝瓜花炒鸡蛋 ①

❤ 原料

新鲜丝瓜花5朵，鸡蛋2个，植物油、盐各适量。

❤ 做法

1 丝瓜花去蒂，洗净；鸡蛋打到碗内，加少许盐，搅拌均匀。

2 炒锅置火上，放入适量植物油，将鸡蛋液放入锅内，翻炒几下，放入丝瓜花翻炒，最后加入盐调味即可。

妈妈喂养经

丝瓜花中含谷氨酰胺、天冬氨酸、精氨酸、天门冬素等物质，有清热解毒、利便的功用。

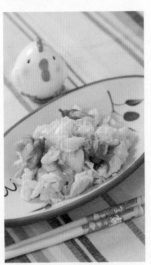

南瓜豆腐饼 ②

❤ 原料

南豆腐1盒，南瓜1/4个，植物油、白糖、淀粉、面粉各适量。

❤ 做法

1 南瓜洗净，削皮，去瓤，切块，上蒸锅蒸熟，取出放碗中，用勺子压成糊状，放入豆腐、淀粉、白糖、面粉，拌成糊状后做成饼状，入盘，放入蒸笼，用中火蒸5分钟。

2 平底锅置火上，加入适量植物油，放入南瓜豆腐饼，两面煎至金黄色后装盘即可。

妈妈喂养经

南瓜营养丰富，对腹泻有一定的疗效，但南瓜不要与羊肉同食，患有黄疸的宝宝也不宜吃南瓜。

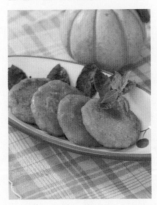

三椒鸡片 ③

❤ 原料

鸡脯肉80克，青椒、红椒、黄椒各1/2个，植物油、盐、白胡椒粉、香油、料酒、淀粉各适量。

❤ 做法

1 鸡脯肉用清水洗净，切薄片，放入料酒、盐、淀粉腌10分钟；青椒、红椒、黄椒分别去蒂、子，洗净，切滚刀块。

2 炒锅置火上，加入适量清水煮沸，放入青椒、红椒、黄椒块焯烫一下，捞出，用凉水过凉，沥干。

3 炒锅置火上，加入植物油，放入鸡脯肉片大火炒至变白，再放入焯好的椒块翻炒，加盐、白胡椒粉调味，稍炒片刻后加香油即可。

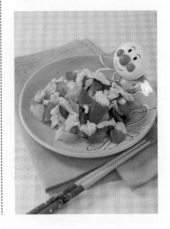

♥ 对症按摩

婴幼儿仰卧位，暴露腹部，施行以下手法

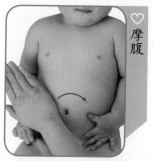

摩腹

● 操作方法：用四指或全掌摩于婴幼儿整个腹部3~5分钟。

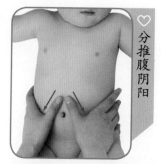

分推腹阴阳

● 操作方法：用双手拇指自中脘穴向两旁斜下方（即肋弓边缘向两旁）分推50~100次。

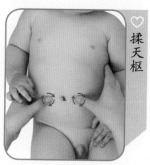

揉天枢

● 操作方法：用双手拇指按顺时针或逆时针方向揉动婴幼儿天枢穴50~100次。

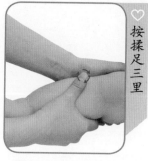

按揉足三里

● 操作方法：用拇指按揉婴幼儿足三里穴50~100次。

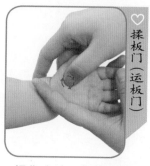

揉板门（运板门）

● 操作方法：拇指指端在婴幼儿大鱼际中点揉手掌大鱼际平面50~100次。

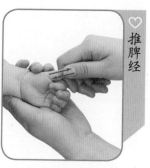

推脾经

● 操作方法：拇指在婴幼儿拇指桡侧赤白肉际处直推，来回推50~100次。

小贴士

↘ **注意饮食卫生：** 食品应新鲜、清洁，凡变质的食物均不可喂养婴幼儿，食具也必须注意消毒。

提倡母乳喂养： 宝宝出生后最初数月内应以母乳喂养为主，因为母乳最适合婴幼儿的营养需要和消化能力。

按时添加辅食： 婴幼儿生长发育迅速，应按时添加辅食，以满足营养需要。

04〔自汗、盗汗〕

出汗是人体正常的生理功能，人体通过皮肤蒸发水分来调节体内温度。婴幼儿时期由于代谢机能较强且喜爱活动，出汗常比成人量多，往往表现为自汗和盗汗。

💗 了解病因

白天出汗多，即是自汗，是指人体不因服用发汗药或剧烈活动、天气炎热、衣被过厚等因素而动辄自然汗出者，多见于身体虚弱的儿童。自汗在临床上常见症状为不时汗出，动则益甚，常伴面色苍白、肢体欠温、气短乏力、恶寒、恶风等。如见婴幼儿不时汗出，伴有感冒症状如头痛恶风、鼻塞流涕、周身酸痛、口不渴、胃纳欠佳、舌淡红、苔薄白则为外感表证；如见婴幼儿不时汗出，动则尤甚，平时易感冒者，为实热证。

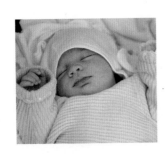

夜间或睡梦中出汗即盗汗，是以睡中汗出，醒来即止为特征的一种病症，又称"寝汗"。现代医学认为，婴幼儿代谢旺盛，活泼好动，出汗往往比成人量多，属生理现象。佝偻病婴幼儿由于身体虚弱，在白天过度活动，晚上入睡后往往多汗，此属盗汗。另外，活动性肺结核、自主神经功能紊乱、风湿热等病症也可出现盗汗现象。中医认为本病是由于阴阳失调、腠理不固而致汗液外泄失常，多与心、肺、肾三脏有关。

💗 防治护理

妈妈如果发现宝宝汗多，首先应该寻找多汗的原因。如果是生理性多汗，妈妈不必过分忧虑，只要除去外界导致宝宝多汗的因素就可以了。

• 注意宝宝的衣着及盖被。有的父母冬天会拼命给宝宝添加衣服，晚上盖好几床棉被。要知道给宝

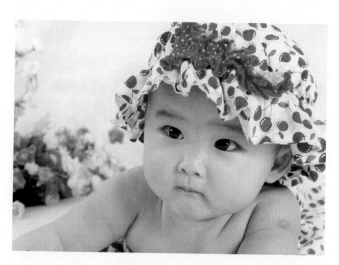

宝穿盖得过多，易导致宝宝大量出汗，衣服被汗液弄湿，如果没有及时更换，反而易使宝宝受凉而引起感冒发热及咳嗽。出汗严重的宝宝，由于体内水分丧失过多，还会引起脱水。

• 及时给出汗的宝宝擦干身体。有条件的家庭，应给宝宝擦浴或洗澡，及时更换内衣、内裤。宝宝皮肤娇嫩，过多的汗液积聚在皮肤褶皱处如颈部、腋窝、腹股沟等处，可导致皮肤溃烂并引发皮肤感染。

• 发现宝宝多汗，应仔细观察有无其他并发症状，及时去医院就诊。如宝宝有活动性佝偻病而多汗，可口服鱼肝油和钙粉，多晒太阳及户外活动。

• 宝宝清晨突然出大汗，并有发热、面色苍白、精神萎靡、四肢发冷，应考虑低血糖的可能，在家先喂糖水，再立即去医院进一步诊治。

• 宝宝多汗一般无特效西药。可在医生指导下用些中成药或汤剂以协助止汗。如用太子参15克、炙黄芪15克、红枣6～8颗，煎水，视年龄大小分数次口服。黄芪颗粒冲剂也有一定作用。

• 及时给宝宝补充水分，最好喂淡盐水，因为宝宝出汗与成人一样，除了失去水分外，同时还会失去一定量的钠、氯、钾等电解质。给宝宝喂淡盐水可以补充水分及钠、氯等盐分，维持体内电解质平衡。

Attention

父母要确认这些❗

宝宝一旦出现以下情况之一，爸爸妈妈要立即带他去医院：

☐ 夜间哭闹，睡在枕头上边哭边摇头而导致后脑勺枕部出现脱发圈、乒乓头（枕骨处骨质变软，摸之似摸乒乓球的感觉）、方颅（前额部突起，头形呈方盒状）、前囟门大等现象。

☐ 宝宝不仅前半夜出汗多，后半夜到天亮之前也多汗，且常在熟睡后出汗，同时有胃纳欠佳，午后低热（有的高热），面孔潮红，消瘦，有的出现咳嗽、肝脾肿大、淋巴结肿大等现象。

☐ 宝宝出汗多，不肯吃饭，清晨醒来精神萎靡，表现为不安，面色苍白，出冷汗，甚至大汗淋漓，四肢发冷等。

☐ 宝宝多汗，情绪急躁，食欲亢进而体重不增，心慌，心悸，眼球突出等。

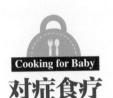

Cooking for Baby

对症食疗

● 如果宝宝属于自汗，那么应少给宝宝吃寒凉生冷的食物，如梨、柿子、荸荠、西瓜、冬瓜、黄瓜等。

● 如果宝宝属于盗汗，则应让宝宝忌食辛辣、刺激、上火的食物，如葱、姜、蒜、韭菜及芳香调料等。

泥鳅汤 ①	小麦红枣桂圆饮 ②	核桃莲子山药羹 ③

💚 原料

泥鳅200克，植物油、盐、葱花各适量。

💚 做法

1 泥鳅先用热水洗去身体表面的黏液，剖腹去内脏，再用清水洗净，沥干。

2 炒锅置火上，倒油烧热，放入泥鳅煎至焦黄色，加入适量清水，先用大火煮沸，再转小火煮至汤浓。

3 放入盐、葱花搅匀即可。

💚 原料

炒小麦30克，红枣5颗，桂圆10克，白糖适量。

💚 做法

1 红枣、桂圆分别用清水洗净，红枣去核，桂圆去壳、去核。

2 砂锅置火上，加入适量清水，放入炒小麦、红枣、桂圆煮20分钟。

3 去渣，汤汁内加入白糖调味即可。

💚 原料

核桃仁、去心莲子各300克，黑豆、山药粉各150克，大米100克，冰糖适量。

💚 做法

1 核桃仁、莲子、黑豆分别洗净，研成末；大米洗净。

2 煲锅置火上，加入适量清水，放入核桃仁粉、莲子粉、黑豆粉、山药粉、大米，用大火煮沸，再转小火煨熬。

3 待成羹后，加入冰糖搅匀，再熬2分钟即可。

💚 自汗对症按摩

婴幼儿仰卧位，施行以下手法

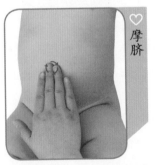

摩脐

● 操作方法：用四指或掌摩婴幼儿肚脐3~5分钟。

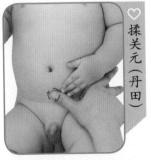

揉关元（丹田）

● 操作方法：轻揉婴幼儿关元穴（脐下3寸）50~100次或3~5分钟。

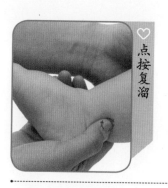

点按复溜

●操作方法：点按婴幼儿复溜穴（太溪穴直上2寸）3~5分钟。

💙盗汗对症按摩

婴幼儿坐位，施行以下手法

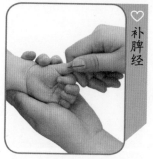

补脾经

●操作方法：用拇指自婴幼儿拇指尖推向指根方向，即沿其拇指桡侧赤白肉际直推50~100次。

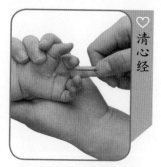

清心经

●操作方法：用拇指指腹自婴幼儿中指根向指尖方向推中指末节螺纹面50~100次。

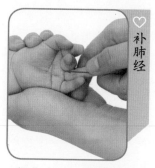

补肺经

●操作方法：使婴幼儿掌心向上，以拇指指腹自婴幼儿无名指指尖向第二指间关节横纹推其末节螺纹面50~100次。

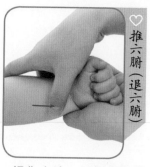

推六腑（退六腑）

●操作方法：用拇指指面或食指指面、中指指面沿婴幼儿前臂尺侧自肘部推向腕部50~100次。

🏷小贴士

↘辨证分型：若婴幼儿睡时汗出，醒则汗止，伴心慌、心烦、多梦、手足心热为阴虚；如睡时汗出，醒则汗止，伴咳嗽、气短、痰少而黏则为气虚；如睡时汗出，醒则汗止，伴腰膝酸软、腰痛，则为肾虚。

05 〔便秘〕

宝宝发生便秘以后，排出的大便又干又硬，干硬的粪便刺激肛门产生疼痛和不适感，久而久之，宝宝就惧怕排大便，而且不敢用力排便。这样就使肠道里的粪便更加干燥，便秘症状更加严重，这时，父母就要采取一些措施，帮助宝宝缓解便秘症状。

♥ 了解病因

导致宝宝便秘的原因主要有饮食、排便次数和习惯的改变等。

很多宝宝的便秘问题与饮食相关。2岁以上的宝宝如果饮用过多的牛奶就会造成便秘，摄入过多低纤维食物和含铁质过多的维生素营养品也是引起便秘的原因。为了缓解便秘，父母要给宝宝多喝水和果汁。

当对宝宝开始进行大小便训练时，宝宝会尝试控制排便，便秘也有可能随之而来。有的宝宝害怕马桶冲水的声音也可能不愿意排便。如果父母的训练方法不对，有时宝宝还会以控制住排便欲望作为与父母意志抗争的武器。如果宝宝仅仅是在进行训练时出现排便习惯的改变，让他回到原有习惯一段时间，排便时的压力也会随之消失。

有的宝宝便秘是因为没有及时排便而引起。这种症状一般不会很严重，也是暂时性的。

♥ 防治护理

如果宝宝出现便秘，父母不用过分担心，恰当的家庭护理可以解决这些问题。例如改变宝宝的饮食习惯，添加水果和蔬菜对减轻便秘有一定效果。除非有医生建议，否则不要轻易使用泻剂和灌肠剂。

父母在对宝宝进行大小便训练时应给予他足够的支持，使宝宝尽早养成良好的卫生习惯。宝宝坐

📢 Attention

父母要确认这些❗

宝宝便秘的主要症状表现有：

☐ 宝宝因大便导致肛门疼痛、哭泣或其他不适。

☐ 鹅卵石样、质硬的大便。

☐ 大便时伴有鲜红色血。

☐ 尿布或内裤上出现血迹。

宝宝一旦出现以下情况之一，爸爸妈妈要立即带他去医院：

☐ 超过5天没有排便。

☐ 肛门出血。

☐ 肛门撕裂或裂伤。

☐ 持续腹痛超过2小时。

☐ 排便时伴有剧烈疼痛。

☐ 粪便污渍在2次大便间出现在内裤或尿布上。

☐ 持续4周以上的周期性便秘。

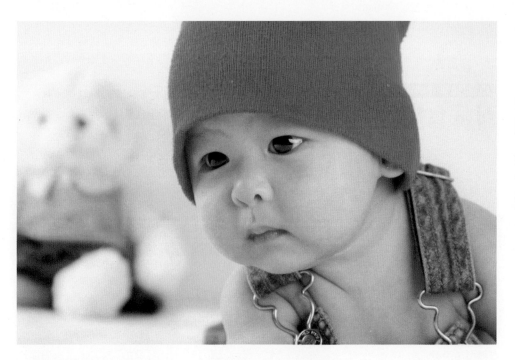

在坐便器上的时间不要过长，否则他会以为你是在鼓励他这样做。

　　宝宝的大便习惯存在很大的个体差异，不要指望所有的宝宝每天都排便。有的宝宝每隔3～4天才排便一次，但大便的形态正常，我们并不认为此种情况叫作便秘。便秘的主要标志是排便间隔时间和形态的改变。

　　父母应适当增加宝宝的活动，运动量大了，体能消耗多，肠胃蠕动增加，容易产生饥饿感，进食的情况一定不错，自然排泄也旺盛很多。父母不要长时间把宝宝独自放在摇篮里，应该多抱抱他，并适当辅助他做一些手脚伸展、侧翻、前后滚动的动作，以此加大宝宝的活动量，加速宝宝肠胃内食物的消化。

　　营养过剩和食物搭配不当容易导致便秘。很多父母一味地增加宝宝的营养，让食物中的蛋白质含量很高，而蔬菜相对较少。父母应喂宝宝吃一些玉米面和米粉做成的食物；还可以喂蔬菜粥、水果泥等辅食，蔬菜中所含的大量纤维素等食物残渣，可促进肠蠕动，达到通便的目的。

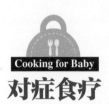

Cooking for Baby

对症食疗

● 哺乳期的宝宝便秘时，母乳喂养的宝宝可另服些橘子汁、蜂蜜水等润肠的食品；人工喂养的宝宝可在牛乳中增加糖量至10%，同时给予橘子汁、青菜汁等以刺激肠蠕动。

● 大点的婴儿可加水果汁、米粉、粥类等辅食，同时增加粗纤维的食品，并鼓励进食粗粮（如红薯）做的食品及菜泥、碎菜等，有利通便。便秘的宝宝应多饮开水，对通便有好处。

莴笋橘子汁 ❶	蜜奶芝麻羹 ❷	菠菜泥奶油汤 ❸
♥ 原料	**♥ 原料**	**♥ 原料**
莴笋250克，橘子200克（1个），白糖适量。	牛奶200毫升，白芝麻20克，蜂蜜适量。	菠菜75克，奶油20克，白糖适量。
♥ 做法	**♥ 做法**	**♥ 做法**
1 莴笋清水洗净，去皮，切条状；橘子去皮、去子。	1 白芝麻去杂质，用清水洗净，沥水。	1 菠菜去根，用清水洗净，再用沸水焯烫后捞出，用凉水冲凉，剁成泥状。
2 将莴笋条、橘子放入榨汁机中榨汁。	2 平底锅置火上，放入白芝麻，用小火炒熟，盛出后研成细末。	2 煲锅置火上，加入适量清水，放入奶油烧沸，搅拌均匀。
3 将榨好的汁过滤，加入白糖搅匀即可。	3 牛奶放入锅中煮沸，加入蜂蜜、白芝麻末，搅匀即可。	3 将菠菜泥、适量白糖放入奶油汤中，搅匀即可。

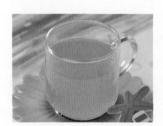
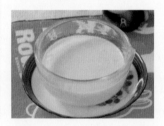
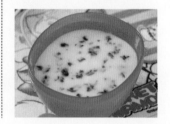

♥ 对症按摩

婴幼儿仰卧位，施行以下手法

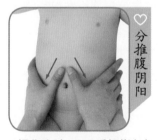
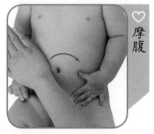

分推腹阴阳

摩腹

● 操作方法：用双手拇指自中脘穴向两旁斜下方（即肋弓边缘向两旁）分推50~100次。

● 操作方法：用四指或全掌摩于婴幼儿整个腹部3~5分钟。

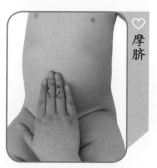

摩脐

● 操作方法：用食指、中指、无名指三指指腹环摩婴幼儿脐部50~100次。

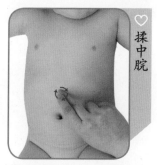

揉中脘

● 操作方法：以右手中指指腹按顺时针方向揉婴幼儿中脘穴（脐直上4寸）50~100次。

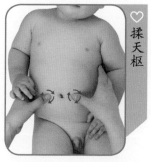

揉天枢

● 操作方法：用双手拇指按顺时针或逆时针方向揉动婴幼儿天枢穴（脐两侧旁开2寸）50~100次。

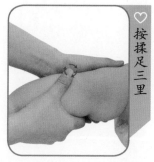

按揉足三里

● 操作方法：用拇指按揉婴幼儿足三里穴（膝盖外侧凹陷下3寸）50~100次或3~5分钟。

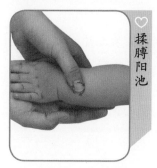

揉膊阳池

● 操作方法：用拇指或中指指端揉婴幼儿膊阳池穴50~100次。

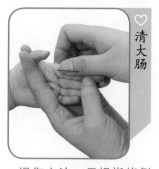

清大肠

● 操作方法：用拇指桡侧面或指腹，自婴幼儿虎口沿桡侧缘直推至食指尖50~100次。

小贴士

↘饮食调节是预防便秘最好的办法：保证婴幼儿每天的饮水量；每天晚上坚持为宝宝做顺时针的腹部按摩；训练排便习惯，如每天定时排一次大便，排便时间要在10分钟之内。

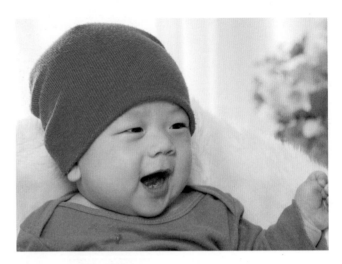

06〔发热〕

人体的体温因人而异，但当宝宝的体温超过37.5℃，通常就意味着发热。发热不是一种疾病，而是一种症状，发生在宝宝身上时，通常是身体对病毒或者细菌感染的一种正常反应。

♥了解病因

很多宝宝的发热是由病毒引起，发热是仅有的症状。如果体温超过37.5℃，应适当服用退热药物。对乙酰氨基酚可以间隔4～6小时给药，布洛芬可以间隔6～8小时给药。

极少情况下，宝宝会因为突发高热引发惊厥发作，这被称为"高热惊厥"。发病概率很小，1～3岁的宝宝发病率为2%～5%，而且一般不会留有后遗症。如果宝宝有惊厥发作的倾向，父母应咨询医生是否需要使用退热栓剂。

♥防治护理

爸爸妈妈在护理发热宝宝时，最主要的是应让宝宝感到舒服，同时还要观察有无伴随发热出现的症状，寻找可能有助于确诊疾病的相关线索。

⚡ Attention

父母要确认这些❗

宝宝一旦出现以下情况之一，爸爸妈妈要立即带他去医院：

☐ 发热超过38.5℃、持续发热超过72小时。

☐ 惊厥或痉挛发作。

☐ 喘息或是呼吸有问题。

☐ 严重咽痛、吞咽困难。

☐ 不停地哭闹、易怒、烦躁不安。

☐ 尿频、尿痛或排尿时有烧灼感。

☐ 颈强直（头部不能自由转动和仰头、低头）或下颌不能与颈部接触。

☐ 伴随呕吐或腹泻。

• 洗澡或擦洗宝宝身体时，使用温水而非冷水，直到宝宝的体温降至38.5℃以下。如果宝宝开始发抖，一点点地添加热水，提供逐渐冷却的效应。然后用干毛巾擦干全身，毛巾和皮肤之间的摩擦有助于促进血液循环，能带走更多的热量。

• 宝宝的穿着尽量轻薄透气。多余的衣服会阻碍热量散发。鼓励宝宝休息，活动会升高体温。

• 如果你带宝宝在外地旅游时出现发热的症状，一定记得告诉医生你曾经去过的地区和国家。宝宝可能患旅游地区的一些疾病，而这些疾病在你的居住环境中非常少见，医生很难想到。

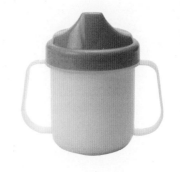

饮食调理

宝宝发热时，爸爸妈妈要为他提供足够剂量的清凉液体。遵循"多次少饮"的原则，冰块和冰棒都同样有用。如果宝宝不愿意吃固体食物，不要强迫他，满足他对液体的需求。婴儿和低龄宝宝想要喝牛奶，也可以尽量满足。

对症按摩

婴幼儿坐位，施行以下手法

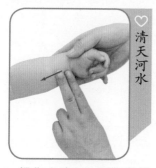

清天河水

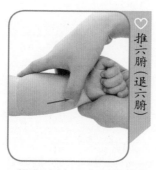

推六腑（退六腑）

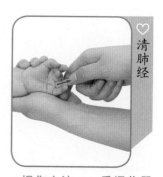

清肺经

● 操作方法：一手握住婴幼儿的手，用另一手食、中二指指腹沿婴幼儿前臂内侧正中，自腕横纹推至肘横纹，即大陵穴至曲池穴50~100次。

● 操作方法：用拇指指面或食指指面、中指指面沿婴幼儿前臂尺侧自肘部推向腕部50~100次。

● 操作方法：一手握住婴幼儿的手，使其掌心向上，以另一手拇指指腹自婴幼儿无名指第二指间关节横纹向指尖推其末节螺纹面50~100次。

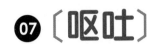

07 〔呕吐〕

呕吐是由某些原因导致的胃部肌肉收缩的现象，会导致宝宝将大部分食物从胃经过食管和口腔而吐出来，而后咽喉吞咽困难，非常难受。

✔了解病因

宝宝呕吐的原因很多，以下是几种最常见的原因：

·胃或肠道病毒引起的胃肠炎经常会导致宝宝呕吐，患了胃肠炎，除呕吐外，还伴随发热和腹泻的症状。

·食物中毒也会引起呕吐，由此引起的呕吐会持续到进入胃肠的有害物质被完全排泄出来为止。

·激烈运动后、耳部感染、头部感染、泌尿系统感染和阑尾炎，也会导致宝宝呕吐，但往往不伴有腹泻。

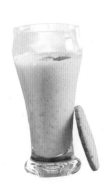

✔防治护理

当宝宝出现呕吐时，家长应注意保持小儿侧卧位，以免呕吐物吸入气管而导致窒息。平时应注意饮食卫生和营养平衡，避免因不清洁，或暴饮暴食而引起呕吐。同时，还要注意以下问题：

·宝宝呕吐后，让宝宝用清水漱口。如果呕吐物非常难闻，还要让宝宝刷牙。

·宝宝呕吐时，在6~8小时内禁食固体食物，让宝宝胃部得到充分的休息。

·提供与室温相近的洁净液体，如苏打水、淡果汁和果冻。如果呕吐严重，应尽早服用口服补液盐。

·少食多餐。比如，每隔10分钟喂宝宝1茶匙液体；超过1岁的宝宝每隔15分钟喂30~60毫升的水。如果宝宝不再呕吐，每小时可增加1倍的液量。

♥ 对症按摩

如为寒性呕吐，婴幼儿取仰卧位，施行以下手法

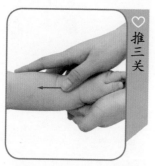

推三关

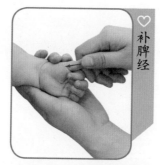

补脾经

●操作方法：以一手握住婴幼儿的手，用另一手拇指指腹沿婴幼儿前臂桡侧自腕横纹推向肘横纹，即阳池穴至曲池穴50~100次。

●操作方法：用拇指自婴幼儿拇指尖推向指根方向，即沿其拇指桡侧赤白肉际直推50~100次。

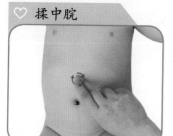

揉中脘

●操作方法：以右手中指指腹按顺时针方向揉婴幼儿中脘穴（脐直上4寸）50~100次。

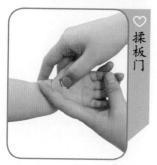

揉板门

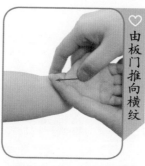

由板门推向横纹

●操作方法：用一手拇指指端在婴幼儿大鱼际中点揉手掌大鱼际平面的板门穴。

●操作方法：以拇指桡侧自婴幼儿拇指指根大鱼际向腕横纹处直推50~100次。

☲ Attention

父母要确认这些❗

宝宝一旦出现以下情况之一，爸爸妈妈要立即带他去医院：

☐ 持续呕吐，但没有腹泻。

☐ 小于1岁的婴儿持续呕吐超过12小时，或是年龄稍大的宝宝呕吐24小时以上。

☐ 呕吐物中出现血迹。

☐ 呕吐同时伴随排尿时疼痛，尿频。

☐ 持续4小时以上的腹痛。

☐ 最近发生过头部或腹部外伤。

☐ 宝宝服用的药物有引起呕吐的副作用，或者怀疑宝宝食物中毒。

☐ 超过6小时无尿或哭时无泪。

☐ 宝宝处于昏睡的状态，很难被唤醒。

☐ 颈强直或头痛。

如为热性呕吐，婴幼儿坐位或仰卧位，施行以下手法

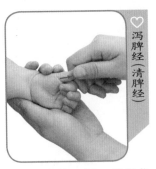

♡ 泻脾经（清脾经）

● 操作方法：以一手握住婴幼儿的手，使其掌心向上，以另一手拇指自婴幼儿拇指指根推向指尖方向，即沿拇指桡侧赤白肉际直推50~100次。

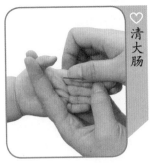

♡ 清大肠

● 操作方法：一手托住婴幼儿的手，使其手掌侧放，以另一手拇指桡侧面或指腹，自婴幼儿虎口沿桡侧缘直推至食指尖50~100次。

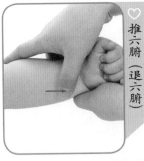

♡ 推六腑（退六腑）

● 操作方法：用拇指指面或食指指面、中指指面沿婴幼儿前臂尺侧自肘部推向腕部50~100次。

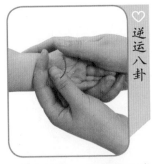

♡ 逆运八卦

● 操作方法：以婴幼儿掌心为圆心，从圆心至中指指根横纹约2/3处为半径，以另一手拇指作逆时针方向按摩，左右50~100次。

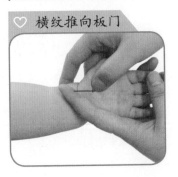

♡ 横纹推向板门

● 操作方法：从婴幼儿腕横纹至大鱼际直推50~100次。

小贴士

↘ 在餐后一段时间出现呕吐，多见于消化系统疾病；有骤起的集体发病情况，先应考虑食物中毒；神经性呕吐并不费力，甚至可以随心所欲呕吐；对恶心呕吐伴有厌食、乏力，甚至出现黄疸，应该警惕是否为病毒性肝炎等。

如为伤食呕吐，婴幼儿取仰卧位，施行以下手法

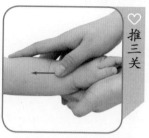

推三关

● 操作方法：以一手握住婴幼儿的手，用另一手拇指指腹沿婴幼儿前臂桡侧自腕横纹推向肘横纹，即阳池穴至曲池穴50~100次。

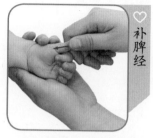

补脾经

● 操作方法：用拇指自婴幼儿拇指尖推向指根方向，即沿其拇指桡侧赤白肉际直推50~100次。

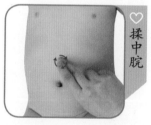

揉中脘

● 操作方法：以右手中指指腹按顺时针方向揉婴幼儿中脘穴（脐直上4寸）50~100次。

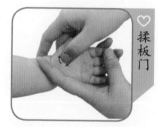

揉板门

● 操作方法：用一手拇指指端在婴幼儿大鱼际中点揉手掌大鱼际平面的板门穴。

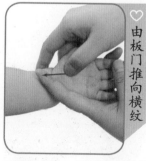

由板门推向横纹

● 操作方法：用拇指桡侧自婴幼儿拇指指根大鱼际向腕横纹处直推50~100次。

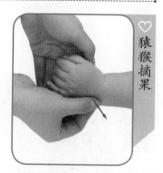

猿猴摘果

● 操作方法：用拇、食二指捏婴幼儿螺蛳骨（腕背横纹尺侧骨径突处）上皮，一扯一放，反复多次。

08 〔厌食〕

厌食是指较长时期的食欲减退，甚至拒绝饮食。厌食在宝宝婴幼儿期很常见，主要症状为呕吐、食欲不振、腹泻、便秘等。对长时间胃口不好的宝宝，家长应注意观察宝宝的生长发育等情况，对分析厌食的原因及治疗很有帮助。

♥ 了解病因

厌食是一种症状，除了疾病可以引起外，药物因素或喂养不当，以及精神心理因素都可导致厌食。

1.疾病原因

❶急慢性感染。常见的如口腔溃疡，小儿可突然胃口不好，不愿进食，婴儿常多哭叫、流涎，年纪大一点的宝宝可诉口腔疼痛。全身器质性疾病如血液病、结核病及其他急慢性感染等，也可导致宝宝长期胃口不好。

❷消化道疾病。最常见的是急性传染性肝炎，主要表现胃口不好、呕吐或伴恶心、易疲乏、精神萎靡等。另外，如胃窦炎，胃、十二指肠溃疡，可长时间地胃口不好，尤其是早餐更明显。或进餐缓慢，同时经常伴有上腹痛、恶心、呕吐、嗳气或泛酸。其他的如慢性肠炎及长期便秘等，都是食欲减退的常见原因。

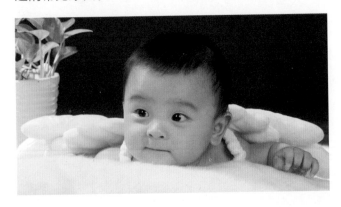

❸微量元素缺乏。目前已知有14种微量元素是人体需要的重要物质，如铁、锌、铜等。调查发现，若小儿长期偏食尤其是不愿吃绿叶蔬菜、瘦肉、猪肝等，可引起体内各种微量元素的缺乏，从而导致胃口不好。如锌的缺乏可引起味觉减退，以致食欲不振。缺铁可引起贫血，同时也可以出现厌食的症状。

2.药物因素

药物可以治疗疾病，但长期服用也可发生副作用。如红霉素、磺胺类药物，以及性味苦寒的中药等，均可引起食欲减退。

3.喂养不当

不少缺乏育儿经验的爸爸妈妈误认为给宝宝吃高蛋白、高能量的饮食，就是增加营养，其实长期过量地食用，可影响宝宝的消化功能。另外，多吃零食（特别是在饭前吃），饮食不节制、不定时等，均可导致宝宝胃口不好。

4.心理精神因素

有的家长过分溺爱子女，对小儿进食期望过高，要么填鸭式地硬塞，要么边哄、边打，或采取恐吓、许愿等不正确的方式。每天吃饭成为小儿的负担，形成了厌食的条件反射，从而引起神经性厌食。进餐时小儿心情不愉快，哭哭啼啼，不仅影响食欲，而且进一步会影响宝宝的进餐量和消化吸收。

5.气温影响

夏天天气过热，或湿度过高，使神经调节及消化酶的活性受到影响，由此胃口不佳造成厌食。

防治护理

养成良好的饮食习惯，平时饮食要定时、定量，做到不挑食，不偏食，荤素搭配，兼食米、面、杂粮，少吃零食，特别是饭前不吃糖果、巧克力、糕饼或甜的饮料等。

♨ Attention

父母要确认这些❗

宝宝一旦出现以下情况之一，爸爸妈妈要立即带他去医院：

☐ 宝宝胃口不好，伴有精神萎靡、疲倦、不活泼，往往属于病态，应去医院就诊。

☐ 有些急性感染性疾病，如气管炎、肺炎、腹泻、腹痛等，常先出现胃口不好，尤其当小儿发热时。所以，当小儿出现胃口不好时，既要观察有无发热，又要注意小儿的面色，以及其他伴随症状等。

适当增加小儿活动量，坚持体育锻炼，保证充足的睡眠，形成融洽愉快的家庭气氛，都是促进和保持小儿食欲的重要方法。

由精神因素、情绪波动引起的胃口不好，家长要消除引起小儿情绪不宁的各种精神因素，改变不正确的教育方法，进餐时尽量避免以玩具逗哄小儿，也不必过分紧张，以免引起不良作用。当小儿拒食时，不必持续劝诱，更不可强迫进食，否则反而加剧小儿的逆反心理。此时应暂停进食，使小儿因饥饿而引起食欲，更为有效。或与其他小儿共同进食，可以取得良好效果。

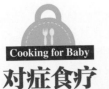

Cooking for Baby
对症食疗

发现宝宝有厌食，父母就要多了解食物和营养学方面的知识。

● 给宝宝制订合理的配餐方案，注意各营养素的比例，以求均衡饮食，每天不仅要吃肉、乳、蛋、豆，还应吃五谷杂粮、蔬菜、水果。

● 讲究烹调方法，宝宝年纪小，消化能力较弱，所以要求饭菜做得细、软、烂、色香味俱全。

鸭肫山药薏米粥 ①	香菇鸡肉羹 ②	麦芽山楂糕 ③

❤ 原料
新鲜鸭肫1个，山药、薏米各10克，大米100克，盐适量。

❤ 做法
1 鸭肫用清水洗净，剁成末；山药洗净，捣烂；薏米、大米分别洗净备用。

2 砂锅置火上，加适量清水，放入鸭肫末、山药泥、薏米、大米，用小火熬成稀粥。

3 粥成后，加入盐搅匀即可。

❤ 原料
鸡腿肉100克，鲜香菇50克，植物油、盐、鸡汤、水淀粉、葱花各适量。

❤ 做法
1 鸡腿肉洗净，去骨，剁末；香菇洗净，去蒂，切碎。

2 锅置火上烧热，加入适量油，将鸡腿肉末、香菇碎入油锅中煸一下，加入适量鸡汤煮沸，放入盐调味，再用水淀粉勾芡，撒上葱花，煮成薄羹即可。

❤ 原料
大麦芽100克，山楂50克，糯米150克，白糖、蜂蜜各适量。

❤ 做法
1 大麦芽、山楂分别洗净，风干，研成末；糯米洗净，风干，放入锅中炒熟，研成末。

2 将大麦芽末、山楂末、糯米末、白糖和适量清水拌匀，加入适量蜂蜜，压成方块糕入锅蒸熟即可。

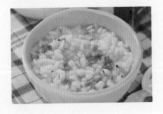
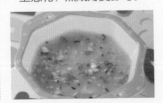
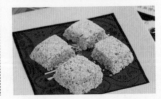

💗 **对症按摩**

婴幼儿仰卧位，施行以下手法

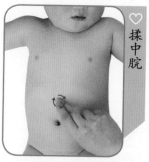

揉中脘

● 操作方法：以右手食指、中指指腹按顺时针方向揉婴幼儿中脘穴50~100次。

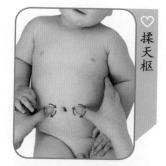

揉天枢

● 操作方法：用双手拇指按顺时针或逆时针方向揉动婴幼儿天枢穴50~100次。

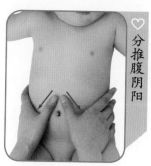

分推腹阴阳

● 操作方法：用双手拇指自中脘穴向两旁斜下方(即肋弓边缘向两旁)分推50~100次。

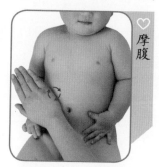

摩腹

● 操作方法：用四指或全掌摩于婴幼儿整个腹部3~5分钟。

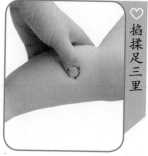

掐揉足三里

● 操作方法：用拇指掐并揉婴幼儿足三里穴3~5次。

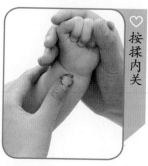

按揉内关

● 操作方法：用拇指指腹点按揉婴幼儿内关穴50~100次。

小贴士

↘婴幼儿厌食的原因很多，包括疾病及药物因素，如生病的婴幼儿会服用过多钙片、维生素A或维生素D等，此类厌食在疾病好转或停用该药两三天后可恢复；如果是病后出现厌食，要到医院就诊，查明原因做针对性治疗。

父母要确认这些❗

以下几点可帮助父母判断宝宝流涎的原因：

☐ 如小儿突然发生流涎，同时还伴有胃口不好，不愿进食，或者有发热等。在这种情况下，口腔发炎，或咽峡部炎症引起的流涎可能性是比较大的。

☐ 婴儿长牙齿时，唾液分泌增加，不能及时咽下，可有流涎症状。

☐ 流涎同时表现有智力低下，大多是属于神经系统的病变，如大脑发育不全、脑炎后遗症等。

09 〔流涎〕

流涎就是流口水。小儿出牙时，牙齿萌出刺激三叉神经，唾液分泌增加，使部分小儿出现流涎，此为生理现象，不应视为病态。除此之外，口腔发炎、咽峡炎症、扁桃体发炎肿大或化脓、面瘫、脑发育不全、脑炎后遗症等疾病所引起的流涎，家长应予以重视。

♥ 了解病因

引起流涎的原因大致有以下几种：

1.口腔溃疡

由病毒或细菌引起，口腔黏膜红肿，甚至溃疡。主要表现为突然流涎，年纪大一点的宝宝可诉口腔疼痛，表现烦躁不安、拒绝吃奶等，甚至伴有发热。

2.咽部疾病

常见有扁桃体肿大，咽峡炎，由于吞咽可引起疼痛，所以也可出现流涎。

3.脑部疾病

脑发育不全或脑炎后遗症的患儿常伴有表情呆板，智力低下。由于智力受到影响，吞咽功能减弱，不能把分泌的唾液往下咽，此时可引起唾液外流。

4.面瘫

可为单纯性面瘫，也可由病毒感染、颅内占位性病变或颅内感染等引起。患儿病侧面部表情肌瘫痪，鼻唇沟变浅，口角向对侧歪斜，病侧眼皮不能闭合，同时口角流唾液。

♥ 防治护理

家长应少量多次喂水，以保持口腔黏膜湿润及口腔清洁。每次喂食前，注意洗手，以防将手上污染的病菌带入小儿口腔引起感染，并要注意用具消毒，尤其是奶嘴、奶瓶、奶锅、杯、匙等器具的清洁消毒，一般清洗后煮沸消毒20分钟即可。

对症按摩

婴幼儿坐位或仰卧位，施行以下手法

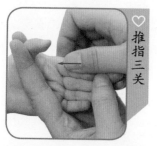

推指三关

● 操作方法：用一手拇指桡侧沿婴幼儿食指桡侧面自指端向指根推食指掌面的上、中、下三节，即风、气、命三关50~100次。

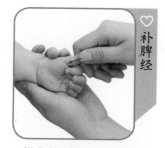

补脾经

● 操作方法：用拇指自婴幼儿拇指尖推向指根方向，即沿其拇指桡侧赤白肉际直推50~100次。

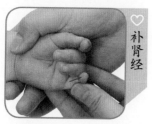

补肾经

● 操作方法：用拇指指端，自婴幼儿小指根向小指尖方向推小指末节螺纹面50~100次。

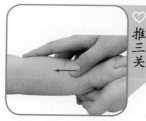

推三关

● 操作方法：用一手拇指或食指指腹沿婴幼儿前臂桡侧自腕横纹推向肘横纹50~100次。

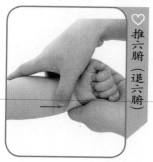

推六腑（退六腑）

● 操作方法：用拇指指面或食指指面、中指指面沿婴幼儿前臂尺侧自肘部推向腕部50~100次。

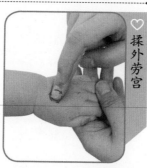

揉外劳宫

● 操作方法：用拇指或中指指端揉婴幼儿外劳宫穴（掌背中央，与内劳宫穴相对处）50~100次。

小贴士

➷随时用清洁的纯棉干布或毛巾拭干婴幼儿外流的口水，注意动作轻柔，以免损伤局部皮肤。用过的手帕要经常烫洗。

➷常用温水清洗口水流到处，然后涂上油脂，保护局部皮肤。如果皮肤出现较重的湿疹，可外用湿疹膏或氧化锌软膏等。

➷平常最好给宝宝围上围嘴，防止口水打湿衣服。围嘴要经常换洗。

⑩〔尿床〕
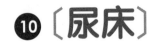

宝宝的降临给父母带来了欢乐，同时也增添了烦恼，其中最头痛的莫过于宝宝尿床。小儿一般在10～18个月就逐渐能控制排尿，有些宝宝控制排尿的能力发育较慢，2岁左右时白天虽能控制，夜间仍有尿床的生理现象。3～5岁以后夜间还不能控制排尿的称为遗尿症。

♥了解病因

小儿遗尿大多发生在上半夜的某一个时间段，有时一夜可遗尿数次，亦可持续数月，有时消失后再出现，还有个别可持续数年直到性成熟前自然消失。通常遗尿的小儿没有排尿困难，小便常规化验也正常。

引起小儿遗尿的原因很多，绝大部分小儿遗尿是功能性的，亦有不少是由于器质性疾病或其他原因所致，应注意识别。

1.功能失调

由于大脑皮质及皮质下中枢的功能失调，主要与精神因素有关。如骤然换了新的环境，突然受惊，失去父母照顾；精神负担过重；睡觉前辱骂殴打宝宝，使宝宝的心灵受到创伤；自幼没有养成控制小便的习惯和能力，使用尿布时间过长，以及睡前饮水太多等。总之，对于生活环境的改变适应不良时，可使得那些已能控制小便的小儿出现遗尿。这种功能性的遗尿多见于那些易兴奋、胆小、被动、过于敏感等类型的小儿。

2.发育延迟

一些遗尿症患儿白天尿频、尿急及尿失禁，存在非自主性、不能抑制的逼尿肌收缩，以致小儿不能控制排尿反射，可能是中枢神经系统成熟延迟或发育缓慢。走路、说话延迟的小儿发生尿床的比例高，原发遗尿症小儿骨龄延迟也反映中枢神经功能延迟。这些情况也说明发生遗尿是小儿系列发育的一部分，当成熟延迟时，其他方面的发育也会延迟。

3.遗传因素

研究发现，如双亲都遗尿，则**77%**小儿遗尿，如一亲遗尿，则有**44%**小儿发生遗尿。家庭中无遗尿史者只有**15%**小儿遗尿。在孪生儿中，如一人有遗尿，另一孪生儿也会遗尿。

4.睡眠因素

一般认为遗尿症小儿与深睡眠有关，遗尿症小儿的睡眠曲线与正常者无区别，且多数深睡时并不遗尿，而有一部分遗尿症小儿是在睡眠不深或清醒时发生了遗尿。

5.器质性疾病

如大脑发育不良、脊柱裂、脊髓损伤、膀胱容积较小、癫痫、糖尿病及尿崩症等，男宝宝的包皮过长、龟头发炎，女宝宝的阴唇发炎以及蛲虫症等，都可引起遗尿症。

防治护理

要建立合理的生活制度。对于夜间睡得较熟的宝宝，可以白天安排1～2小时的睡眠，以免夜间熟睡后不易觉醒；白天尽量不要让宝宝无节制地玩耍，晚上也不宜过度逗弄宝宝，以免过度兴奋和疲劳。

Attention

父母要确认这些❗

☐ 属于精神兴奋或环境改变所致的遗尿常为偶然发生，遗尿间隔的时间较长，可不治自愈。

☐ 若宝宝每晚尿床，且持续数月甚至数年，有时消失，有时又加重。宝宝熟睡后不易唤醒，或服药效果不明显者，要考虑是否为器质性疾病所致，需到医院作详细检查。比如脊柱裂引起的，X线摄片可明确诊断；宝宝熟睡时肛门口有白色棉纱样小虫爬出，可以确诊为蛲虫症。一旦器质性疾病治愈，遗尿也会消失。

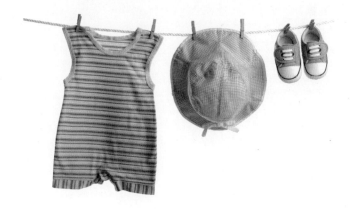

若与精神因素有关时，家长一定不要对宝宝责难、讽刺、奚落，甚至打骂、惩罚等，这些都会挫伤宝宝的自尊心，而且这样做对遗尿的治疗有百弊而无一利，反而容易造成宝宝的紧张、害怕心理，产生自卑感，甚至自暴自弃。家长应采取的正确态度是耐心教育、解释、劝慰，帮助宝宝了解遗尿是一种可以治愈的暂时性功能失调，解除其精神压力，鼓励他们树立信心，配合医生的治疗。

培养和训练膀胱正确排尿，具体的方法为：让宝宝在下午4点以后少吃或不吃流质饮食，吃晚饭时尽量吃米饭，菜中减少盐的含量，少喝水和汤，以减少膀胱内的尿量。夜间在宝宝经常发生遗尿的钟点前唤醒其排尿。

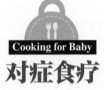

Cooking for Baby
对症食疗

● 肾气不足（眼圈发黑、手脚掌心凉、指纹淡）的尿床宝宝宜食温补固涩的食物，如糯米、鸡内金、鱼鳔、山药、莲子、韭菜、黑芝麻、桂圆、乌梅等。

● 肝胆火旺（手脚掌心热、舌质红）的尿床宝宝宜食清补食物，如薏米、山药、莲子、鸡内金、豆腐、银耳、绿豆、赤豆、鸭肉等。

● 晚餐宜吃干饭，以减少摄水量。同时应增加动物性食物的摄入，如猪腰、猪肝和肉等食物。

鸡肠猪肚汤 ❶	山药核桃粥 ❷	核桃仁鸡米 ❸
♥ 原料 鸡肠、猪肚各200克，盐适量。	**♥ 原料** 山药120克，核桃仁、粟米各50克，盐适量。	**♥ 原料** 鸡脯肉、核桃仁各50克，鸡蛋1个（取蛋清），植物油、盐、淀粉各适量。
♥ 做法 1 鸡肠用剪刀剪开，用盐搓揉清洗3～5遍，去异味，洗净，切丝；猪肚用同样方式洗净，切丝。 2 砂锅置火上，加入适量清水，放入鸡肠丝、猪肚丝，大火煮沸，再用小火煲45分钟左右，加盐调味即可。	**♥ 做法** 1 山药去皮，用清水洗净，切片；核桃仁洗净，风干，研成粗末；粟米洗净。 2 砂锅置火上，加入适量清水，放入粟米大火煮沸，再用小火煮1小时。 3 待粟米熟后放入山药片、核桃粗末，用小火煮15分钟左右，加入盐调味即可。	**♥ 做法** 1 鸡脯肉洗净，切成细丁，加入鸡蛋清、淀粉、盐拌匀腌渍。 2 锅内倒入植物油，烧至四成热，加入核桃仁，炸熟后捞出，倒入鸡丁炒至半熟后，加入核桃仁翻炒至熟即可。

💟 对症按摩

婴幼儿仰卧位，施行以下手法

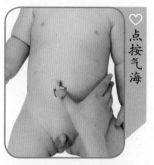

点按气海

● 操作方法：用拇指点按婴幼儿气海穴（脐正下方1.5寸）1~2分钟。

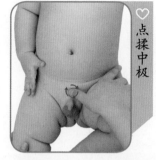

点揉中极

● 操作方法：用拇指进行点揉婴幼儿中极穴（脐下4寸）1~2分钟。

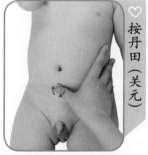

按丹田（关元）

● 操作方法：用拇指按婴幼儿丹田部（脐下3寸），在婴幼儿呼气时按压，吸气时随腹壁抬起，反复5~10次。

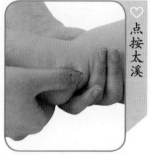

点按太溪

● 操作方法：用拇指点按婴幼儿太溪穴（足内踝尖与跟腱水平连线的中点）3~5次。

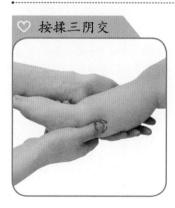

💟 按揉三阴交

● 操作方法：以拇指按揉婴幼儿三阴交穴（足内踝上3寸）50~100次。

小贴士

↘如遗尿伴思维迟钝，肢冷畏寒，腰腿软弱无力，小便色清量多为肾气虚；如伴精神疲倦，消瘦，食欲不振，大便清稀为气血不足；若易烦躁，尿频尿黄，面色红赤，舌边尖红，苔薄黄为肝经湿热。

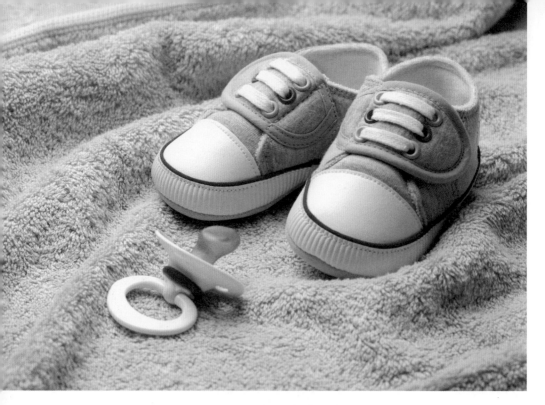

⓫〔尿频〕

小儿由于膀胱小，尿量相对较多，故小便次数也较多。但是，若排尿次数过多，超过正常范围时，可基本判断为尿频。

♥了解病因

引起小儿尿频的原因很多，但主要由尿量增加、精神因素、炎症刺激及膀胱容量减少所致。

1.尿量增加

如果小儿由于各种原因引起尿量增加，而膀胱的容量不变，这时只能靠增加排尿的次数来排出尿液，从而形成尿频。此种情况可以是生理性的，例如大量地饮水或喝饮料，摄入过多的蛋白质食物及瓜果后引起尿量增加。也可以是病理性的，如糖尿病和尿崩症等疾病引起的多饮、多尿。另外，也可以由药物引起，如在水肿、腹水的患儿中使用利尿剂和脱水剂等药物后，尿量增加。这种由于尿量增加所引起的尿频的特点是：虽为尿频，但每次小便的量很多。

2.精神因素

一些容易兴奋、过于敏感类型的小儿，可出现单纯性尿频，父母常发现这些宝宝在精神紧张时，如遭到训斥，看一些较恐怖的电影或电视，或睡前过度兴奋而不易入睡时，常小便频频，而且特别急，每次的尿量很少，但不伴有其他不适症状。如果家长看到小儿这种尿频症状，反复指责，甚至辱骂宝宝时，尿频症状反而愈演愈烈。而一旦入睡，一般不发生遗尿，这种症状就是由于精神因素所致。由此原因引起的尿频多为短暂现象，一旦引起尿频的精神因素解除后，其症状立即消失，恢复正常。

3.炎症刺激

在正常情况下，膀胱内的小便量达到一定容量时，刺激感觉神经，而产生小便的意识，同时在意识的控制下排尿。当外阴部、包皮、尿道、膀胱等发生感染时，因局部发炎引起神经的感受能力增加，小便中枢一直处于一种兴奋状态，而产生尿频。此时尿频的特点是：患儿仅仅是排尿次数过多，而总尿量并不增加，同时伴有尿痛、排尿困难等症状。

4.膀胱容量减少

如果每天总尿量正常不变，而膀胱容量减少时，排尿次数也就增加，形成尿频，常见有以下两种情况。

❶ 膀胱本身容量减少。如膀胱内有异物、肿瘤生长等巨大占位病变，或由于膀胱结核等膀胱慢性炎症以后引起膀胱萎缩。

❷ 膀胱有效容量减少。这主要见于先天性尿路畸形中下尿路有梗阻的小儿，因为膀胱内有大量的残余尿，占据了膀胱的一部分容积，尿频呈持续性，每次小便的量很少。

对小儿来说，引起尿频常以尿量增加、精神因素及炎症刺激这三个原因最为多见。

防治护理

　　对由于尿量增加而引起的生理性尿频者，只要控制宝宝水分及食物的摄入，完全能预防其发生；对于情绪易紧张的小儿，父母应尽可能地避免训斥、辱骂宝宝，减少宝宝精神紧张因素，即使小儿产生尿频，家长应想办法分散宝宝对排尿的注意力；对于尿路感染引起的尿频，应注意大便后的清洁卫生，宝宝的尿布要用沸水清洗消毒，不穿开裆裤，勤换内裤，预防尿路感染的发生。另外，在尿路感染的治疗期间，服药要按医生的嘱咐，坚持用完疗程，切不可因治疗后症状稍有改善而擅自停药或减量，这样易引起复发和转为慢性。反复有尿路感染发生，往往是存在泌尿系统先天性畸形，要及时寻找原因。

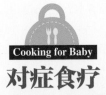

Cooking for Baby
对症食疗

- 在宝宝膳食中应忌辛辣、刺激性食物。
- 宝宝尿频，体内失钾较多，应多给宝宝补充含钾的食物，如香菇、白菜、豆类、花生、核桃等。
- 每天给宝宝吃一些补肾利水、通利膀胱的食物。

玉米须饮 ①

♥ 原料
玉米须15克，白糖适量。

♥ 做法
1 玉米须用清水洗净，风干。
2 砂锅置火上，加入适量清水，放入玉米须，用小火煎煮30分钟，再放入白糖调味即可。

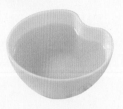

鲜藕茅根汁 ②

♥ 原料
鲜藕、鲜茅根各120克，白糖适量。

♥ 做法
1 藕去皮，洗净，切片；茅根洗净，切末。
2 砂锅置火上，加入适量清水，放入藕片、茅根末用小火慢煎30分钟。
3 去渣留汤汁，加入白糖调味即可。

红小豆汤 ③

♥ 原料
红小豆100克，红糖适量。

♥ 做法
1 红小豆洗净，备用。
2 汤锅置火上，加入适量清水，放入红小豆用大火烧沸，改用小火熬煮2小时左右。
3 将红糖放入锅中，稍煮片刻即可。

💟 **对症按摩**

婴幼儿仰卧位，施行以下手法

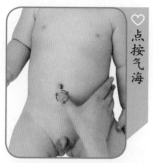

点按气海

● 操作方法：用拇指点按婴幼儿气海穴（脐正下方1.5寸）1~2分钟。

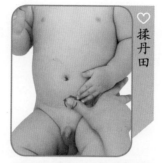

揉丹田

● 操作方法：以拇指指腹轻揉婴幼儿丹田穴（脐下3寸）50~100次。

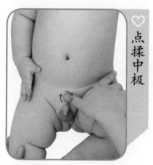

点揉中极

● 操作方法：用拇指进行点揉婴幼儿中极穴（脐下4寸）1~2分钟。

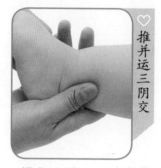

推并运三阴交

● 操作方法：用大拇指上、下推并运婴幼儿三阴交穴50~100次。

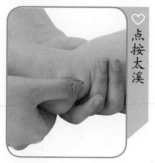

点按太溪

● 操作方法：用拇指点按婴幼儿太溪穴3~5次。

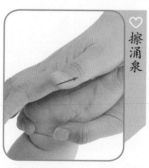

擦涌泉

● 操作方法：用掌推搓擦婴幼儿涌泉穴，至手下有热感为度。

小贴士

↘要注意婴幼儿排尿的次数、尿量和饮水量的关系。若是多尿在先，多饮在后，即排尿多引起口渴而更多饮水，越喝越尿，常见病如尿崩症及糖尿病；若多喝在先，多尿在后，即喝水多而排尿也多，则是婴幼儿多尿的主要原因。

⑫〔鼻出血〕

当鼻道中的小血管破裂出血后，血就会从鼻孔中流出。鼻血的出血量一般较少，此症状多在小宝宝身上发生，男宝宝的发生率高于女宝宝，而且多在夜间发生。

♥ 了解病因

以下是流鼻血的主要原因：

- 过于用力或者频繁地擤鼻涕、打喷嚏。
- 鼻部外伤。
- 挖鼻孔或是鼻部有异物。
- 空气干燥。

♥ 防治护理

如果宝宝经常出现流鼻血的症状，以下是一些能减少鼻出血的方法：

- 使用润滑剂，如用凡士林润滑鼻道，早晚各一次。
- 如果天气过于干燥，如冬天时，由于暖气过热导致室内环境干燥，可以在房间里使用空气加湿器。
- 在一次鼻血发生后的至少3小时内不要让宝宝擤鼻涕。
- 宝宝流鼻血时，不要让宝宝仰着头，否则血液会进入胃部，导致刺激症状和呕吐。
- 对于复发的或是很难止住的鼻血，可以在鼻孔中塞入含有减充血剂的纱布，纱布可以产生压力，减充血剂帮助鼻腔中的小血管收缩，从而起到止血的效果。
- 持续按压鼻子大约10分钟。如果在捏住鼻部软组织10分钟后，出血没有停止，尝试再捏住10~20分钟。
- 干草热等过敏反应也会引起流鼻血，如果频繁发生或者对宝宝造成严重困扰，应及时就医。

♥ 对症按摩

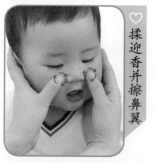

揉迎香并擦鼻翼

● 操作方法：用食、中二指分别揉婴幼儿迎香穴，或者以双手拇指推鼻翼两侧并揉迎香穴50~100次。

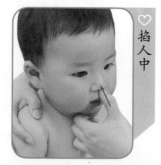

掐人中

● 操作方法：用拇指指甲按掐婴幼儿人中（人中沟上1/3与下2/3交界处）3~5次。

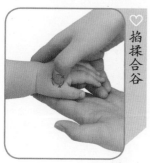

掐揉合谷

● 操作方法：用拇指指甲重掐并揉婴幼儿合谷穴（虎口部第一、二掌骨间凹陷处）3~5次。

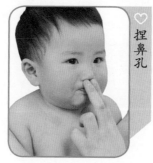

捏鼻孔

● 操作方法：用拇指和食指按捏婴幼儿鼻孔，让其暂时以口呼吸，至血止为止。

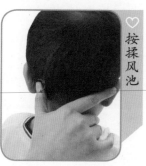

按揉风池

● 操作方法：用拇指指端按揉婴幼儿风池穴50~100次。

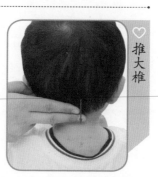

推大椎

● 操作方法：用拇指或食、中指自婴幼儿颈后发际向下至大椎穴直推50~100次。

▒ Attention

父母要确认这些 ❗

宝宝一旦出现以下情况之一，爸爸妈妈要立即带他去医院：

☐ 出现鼻部外伤。

☐ 宝宝看上去面色苍白。

☐ 其他部位也存在出血问题（比如在没有受任何外伤的情况下出现大块的瘀青）。

☐ 经常出现流鼻血，如在48小时中出现至少3次。

☐ 鼻部有存在异物的可能性，并且此异物不能通过擤鼻子而排出。

☐ 压迫后出血仍不止，时间超过30分钟。

☐ 宝宝有其他的慢性病，如心脏或肾脏有问题

☐ 宝宝服用了特殊的药物。

⑬〔荨麻疹〕

荨麻疹的主要特点是皮肤表面有红色的突出的斑疹和皮肤肿块，是一种不会传染的皮肤痒疹。

♥ 了解病因

药物过敏、昆虫叮咬、食物过敏、晒伤、情绪不稳定、严重的免疫系统疾病和病毒感染均会引起荨麻疹。但是更多情况下，出现荨麻疹是找不到明确的病因的。

服用一些常用的抗生素，如阿莫西林，也会引起皮疹，外观与荨麻疹类似，通常在服药后4～5天内出现，在出现3～4天后症状就会自动消失。

♥ 防治护理

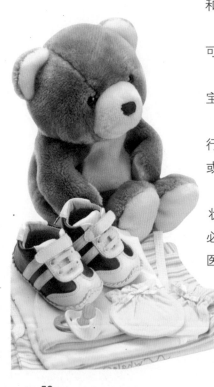

• 用冷水浸泡相应区域，或提供冷敷以减轻瘙痒和肿胀。

• 如果可能的话，最好找到致病物质，避免接触可能引起皮疹的物质。

• 如果荨麻疹的产生与昆虫叮咬有关，定期更换宝宝的床单和衣物。在户外活动时涂抹驱虫药物。

• 如果荨麻疹的产生与阳光暴晒有关，在宝宝进行户外活动之前，哪怕是在冬季，记得涂抹防晒霜或者防晒药膏。

• 抗组胺药物能够减少皮疹数目，减轻瘙痒症状。苯海拉明是很好的选择，在皮疹完全消退之前必须规律用药。其副作用是轻微嗜睡，所以要根据医嘱给宝宝用药。

• 也可给宝宝使用炉甘石洗剂，其所含的炉甘石和氧化锌具有收敛、保护皮肤的作用，也有较弱的防腐作用。

• 宝宝的用药史能帮医生确定致病原因。

·如果宝宝有规律性的荨麻疹发作时间，详细地记录他的活动、饮食和服用的任何药物。

对症按摩

婴幼儿取坐位或仰卧位，施行以下手法

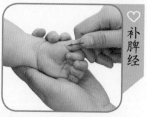

补脾经

●操作方法：用拇指自婴幼儿拇指尖推向指根方向，即沿其拇指桡侧赤白肉际直推50~100次。

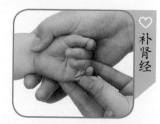

补肾经

●操作方法：用拇指指端，自婴幼儿小指根向小指尖方向推小指末节螺纹面50~100次。

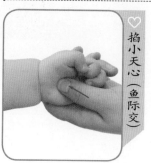

掐小天心（鱼际交）

●操作方法：用拇指指甲掐婴幼儿小天心穴（大小鱼际交接凹陷处）50~100次。

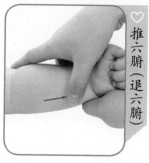

推六腑（退六腑）

●操作方法：用拇指指面或食指指面、中指指面沿婴幼儿前臂尺侧自肘部推向腕部50~100次。

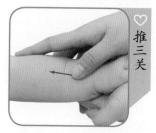

推三关

●操作方法：用拇指指腹沿婴幼儿前臂桡侧自腕横纹推向肘横纹50~100次。

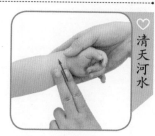

清天河水

●操作方法：用食、中指指腹沿婴幼儿前臂内侧正中，自腕横纹推至肘横纹，即大陵穴至曲池穴50~100次。

Attention

父母要确认这些！

宝宝一旦出现以下情况之一，爸爸妈妈要立即带他去医院：

☐ 发生在脸部、嘴部、舌头或颈部的肿块。

☐ 呼吸困难，或呼吸频率加快。

☐ 腹痛。

☐ 宝宝表现得非常虚弱。

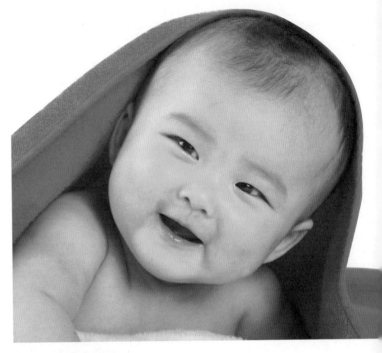

⓮〔肥胖〕

体重超过按身高推算的标准体重的20%，即称为肥胖症。宝宝由于肥胖，常常体力活动和灵敏性方面均比正常小儿差，行动缓慢以致不愿参加运动，有时被人嘲笑，常损害肥胖小儿的身心健康，患儿往往不合群，缺少集体活动。

了解病因

肥胖症分两大类，如单纯由于饮食过多引起的，称单纯性肥胖症，为小儿时期肥胖症的大多数，占小儿中的4%~8%，常为成人肥胖症的先驱表现。如有明显病因引起的肥胖，称继发性肥胖症。两者必须加以识别。

1.单纯性肥胖症

主要为能量摄入过多，食欲亢进，营养过剩，特别喜吃油腻、煎炸食品，使摄入的能量大大超过人体生长和活动的需要，剩余的热量转化为脂肪，积聚在体内，体重增加而发生肥胖。另外，由于活动减少，能量消耗减少，结果导致愈来愈胖，造成恶性循环。有些患儿与父母肥胖体形的遗传因素有关，如果父母两人都超过正常体重，子女中可有2/3出现肥胖。

2.继发性肥胖症

有2%～5%的肥胖患者属继发性肥胖，即继发于其他疾病（主要是由脑部疾病或内分泌紊乱，以及一些少见的遗传代谢性疾病）所引起的肥胖，肥胖只是这类患者的重要症状之一。

♥防治护理

肥胖症的治疗关键在于调整能量平衡，适当地控制能量的输入和输出，改变患儿能量摄入超量的现象，减少饮食热量的进量，或增加机体的消耗。并应解除患儿及家长的精神负担，一般单纯性肥胖宜酌减饮食，不需药物治疗。继发性肥胖可根据病因，在医生指导下治疗。以下几点是家庭常用的治疗护理方法：

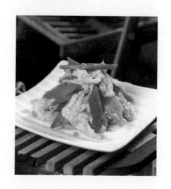

1.控制饮食

控制肥胖症小儿的饮食，应以照顾其基础营养需要，保证小儿正常发育为原则。开始时不能操之过急，使体重骤减，而是以保持体重不增加为目标。应合理调整饮食，一般一日三餐，主张早餐吃得好，午餐保持七八成饱，晚餐吃得少些。体重减轻速度以每星期减轻250～500克比较适宜。为使患儿食后有饱胀感，避免患儿短时间感到饥饿，可多食用热量低、体积大的蔬菜类，如白菜、圆白菜、菠菜、萝卜等。可多吃些水果，以及蛋白质类食物如瘦肉或牛肉、鱼、豆类、豆制品等，尽量少吃高热量食物，限制糖类及脂肪类食物（尤其是动物脂肪），补充低热量食物。若饥饿时，也不要给糖果及巧克力等高热量的零食。食物中各种营养素的比例以高蛋白、低糖、低（或正常）脂肪为宜，动物脂肪不宜超过脂肪总量的1/3，维生素不可缺少，宜限制吃零食、甜食及油煎食物。控制饮食要持之以恒，方能见效。

2.增加运动

运动可以消耗摄入过多的热量，促使脂肪燃烧。运动可以提高代谢率，代谢率随着运动量的增加而增加。小儿运动所消耗的能量与活动的强度、持续时间和类型，以及体重有关。肥胖小儿应长期进行体育活动，选择减肥的运动项目一定要适合自己的身体条件，一般讲肥胖者在运动时脉搏增加到110次/分为宜，此外，还可以根据劳累程度定运动量，以增加能量的消耗、减少脂肪堆积、改变肥胖体型为目标。

3.心理治疗

心理治疗可解除小儿思想顾虑，鼓励小儿多参加集体活动，改变其孤僻、怕羞的心理，增强小儿的自信心。通过控制饮食及解除精神上的压力，治疗单纯性肥胖症并不困难。

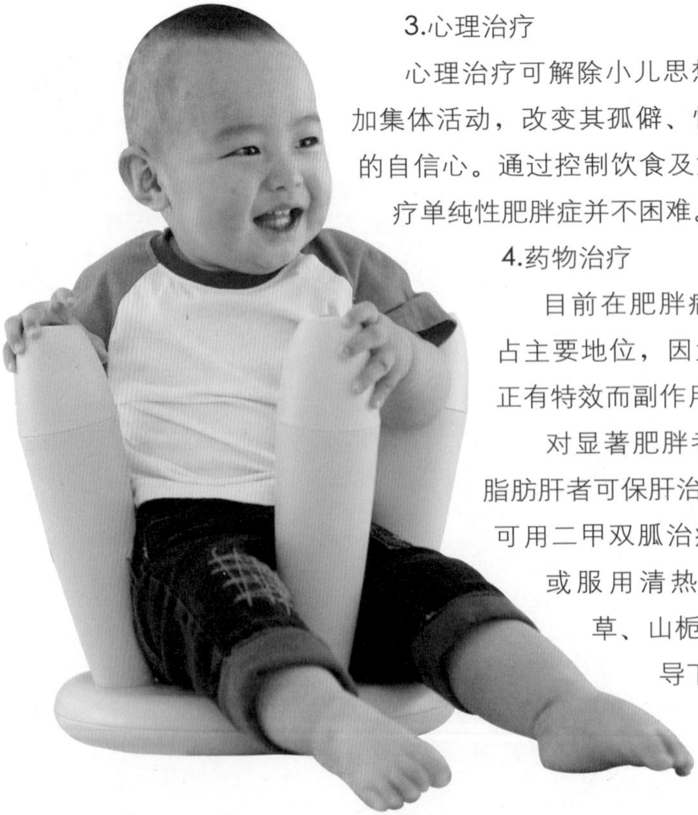

4.药物治疗

目前在肥胖病治疗中，药物治疗不占主要地位，因为迄今为止尚未找到真正有特效而副作用少的药物。

对显著肥胖者，可对症治疗，如有脂肪肝者可保肝治疗，有高胰岛素血症者可用二甲双胍治疗以预防乙型糖尿病。

或服用清热泻火的中药，如龙胆草、山栀等，但需要在医生的指导下使用。

Cooking for Baby

对症食疗

海带乌梅饮 ①

原料

水发海带20克，乌梅1个，白糖适量。

做法

1 海带、乌梅分别洗净备用。

2 将海带、乌梅放入沸水锅中，大火煮沸，转小火炖熟烂，捞出，留汁，加入白糖调味即可。

妈 妈 喂 养 经

海带中含有多种有机物和碘、钾、钙、铁等元素，可降低胆固醇，预防肥胖症。

雪梨兔肉羹 ②

原料

兔肉300克，车前叶10克，雪梨200克，琼脂适量。

做法

1 兔肉洗净，切块；车前叶洗净，风干；雪梨洗净，去皮、核，切成小块。

2 砂锅置火上，加入适量清水，放入车前叶煮30分钟，去渣留汁。

3 雪梨块放入榨汁机中榨汁，过滤，留汁备用。

4 另一锅置火上，加入适量清水，放入兔肉块，大火烧沸，再转小火炖，待兔肉熟后加入梨汁、车前叶汁及琼脂一起煮，成羹后出锅，装入碗中，凉后放入冰箱，吃时切块即可。

青椒炒金针菇 ③

原料

青椒250克，金针菇200克，植物油、盐、葱花、姜末各适量。

做法

1 青椒去蒂、籽，洗净，切成丝；金针菇去根，洗净，切段。

2 炒锅置火上，加入适量植物油烧至八成热，放入葱花、姜末爆香，放入青椒丝、金针菇段大火快炒，加盐翻炒至熟即可。

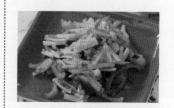

肉末拌豆腐 ④

原料

南豆腐300克，猪瘦肉50克，植物油、盐、香油、酱油、料酒、葱末、姜末各适量。

做法

1 猪肉洗净，剁成肉末状；豆腐洗净，用清水浸泡15分钟，捞出，切成小丁，并在沸水锅中焯一下，捞出，凉凉装盘。

2 炒锅置火上烧热，放入植物油烧热，再放肉末炒散，放入料酒、酱油、盐、姜末，翻炒均匀，撒上葱末，淋入香油，出锅后倒入豆腐内抹匀即可。

橘子柠檬酸奶 ⑤

原料

酸奶、浓缩的柠檬汁各200克，新鲜橘子1个，白糖适量。

做法

1 橘子洗净，剥皮，分瓣。

2 将白糖加入装有柠檬汁的杯中，用搅拌机搅拌1分钟，再加入酸奶，再搅拌10秒钟，取出，放入新鲜橘子瓣即可。

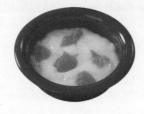

豆腐蔬菜汤 ⑥

原料

豆腐200克，番茄1个，白菜、鲜香菇、洋葱各50克，香油、盐各适量。

做法

1 豆腐洗净，用清水浸泡15分钟，捞出，切成块；番茄、白菜、洋葱分别用清水洗净，切成块；香菇去蒂，洗净，切成片。

2 汤锅置火上，加入适量清水，大火烧沸后，加入豆腐块炖约10分钟，再加入番茄块、白菜块、香菇片、洋葱块炖约15分钟，加入盐、香油调味即可。

⑮〔高热惊厥〕

　　高热惊厥是小儿较常见的症状，是中枢神经系统以外的感染所致体温38℃以上时出现的惊厥。父母应了解一些急救知识，这样有助于患儿得到及时准确的治疗，防止发生惊厥性脑损伤，减少后遗症。

✔ 防治护理

　　为了预防宝宝患高热惊厥，父母应给宝宝加强营养、经常性户外活动以增强体质、提高抵抗力。必要时在医生指导下使用一些提高免疫力的药物。

　　天气变化时，适时给宝宝添减衣服，避免受凉；尽量不要带宝宝到公共场所、流动人口较多的地方去，如超市、车站、电影院等，以免被传染上感冒；家中如有大人感冒，需戴口罩，尽可能与宝宝少接触；每天不定期开窗通风，保持家中空气流通。

　　曾经发生过高热惊厥的患儿在感冒时，家长应密切观察其体温变化，一旦体温达38℃以上时，应积极退热。退热的方法有两种：一是物理退热，二是药物退热。

　　物理退热包括：温水擦浴，水温应微高于体温，主要擦洗宝宝的手心、足心、腋下、腘窝、腹股沟等处，但时间宜短，以防再次受凉，加重病情；还可用冰袋，用冰袋枕在宝宝的头部，同时用冷水湿毛巾较大面积地敷在前额以降低头部的温度，保护大脑。

　　对有高热惊厥病史的宝宝，家里应常备退热药如阿司匹林、泰诺及诺静等；还应常备镇静剂如苯巴妥、异丙嗪等。在患感冒或其他热性疾病初期，家长应给宝宝反复多次测量体温，一旦发热至38℃，就应立即口服退烧药物，以防体温突然升高，引起抽搐。

🎺 Attention

父母要确认这些 ❗

高热惊厥有以下症状：

☐ 高热惊厥表现于高烧（体温39℃以上）出现不久，或体温突然升高之时，发生全身或局部肌群抽搐，双眼球凝视、斜视、发直或上翻，伴意识丧失。

☐ 可停止呼吸1～2分钟，重者出现口唇青紫，有时可伴有大小便失禁。

☐ 一次热病过程中发作次数仅一次者为多。历时3～5分钟，长者可至10分钟。

💙 **对症按摩**

开窍类：婴幼儿坐位或由家长抱扶，可选以下手法，掐
3～5次或摇至苏醒为止

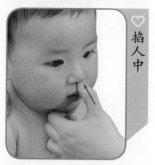

掐人中

● 操作方法：用拇指指甲
掐婴幼儿人中，醒后即止。

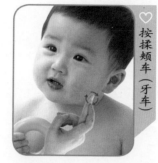

按揉颊车（牙车）

● 操作方法：以中指指腹
揉婴幼儿颊车穴。

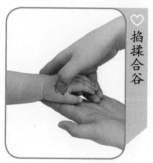

掐揉合谷

● 操作方法：用拇指指甲
重掐并揉婴幼儿合谷穴。

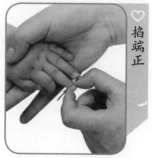

掐端正

● 操作方法：用拇、食指
掐婴幼儿中指指甲根两侧
赤白肉际处3~5次。

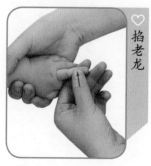

掐老龙

● 操作方法：用拇指
指甲重掐婴幼儿中指指
甲根后一分许。

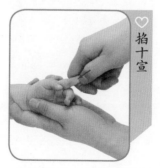

掐十宣

● 操作方法：用拇指指甲
逐一掐婴幼儿双手十指
顶端。

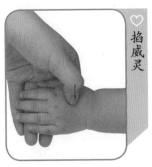

掐威灵

● 操作方法：以一手拇指指甲掐婴幼儿威灵穴（手背第二、三掌骨间隙后缘，腕横纹与掌骨小头连线之中点凹陷处）。

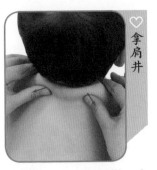

拿肩井

● 操作方法：用拇指及食指、中指，对称用力，提拿婴幼儿两侧肩上大筋。

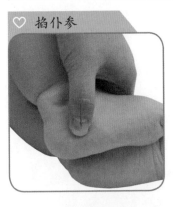

掐仆参

● 操作方法：掐婴幼儿仆参穴（昆仑穴正下方）50~100次。

止痉类：婴幼儿俯卧位，施行以下手法

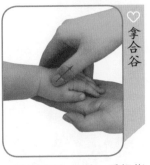

拿合谷

● 操作方法：以一手拇指和四指相对用力拿婴幼儿合谷穴（虎口部第一、二掌骨间凹陷处）10~20次。

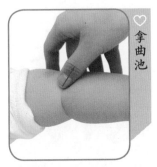

拿曲池

● 操作方法：以拇指和四指相对用力，以拿法作用于婴幼儿曲池穴（在肘横纹外侧端与肱骨外上髁连线中点）3~5次。

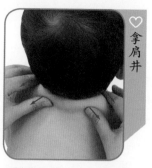

拿肩井

● 操作方法：用拇指及食、中指，对称用力，提拿婴幼儿两侧肩上大筋。

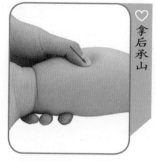

拿后承山

● 操作方法：用拇指与食、中指指端相对用力拿婴幼儿后承山穴3~5次。

清热类：婴幼儿仰卧或俯卧位，施行以下手法

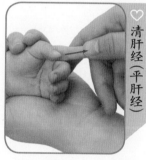

清肝经（平肝经）

● 操作方法：用拇指指腹自婴幼儿食指根向食指尖端推食指末节螺纹面50~100次。

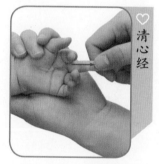

清心经

● 操作方法：用拇指指腹自婴幼儿中指根向指尖方向推中指末节螺纹面50~100次。

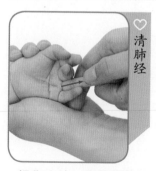

清肺经

● 操作方法：用拇指螺纹面自婴幼儿无名指第二指间关节横纹向指尖推末节螺纹面50~100次。

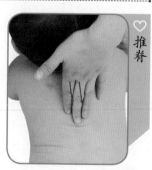

推脊

● 操作方法：以拇指指腹或食、中二指指腹直推婴幼儿大椎穴至长强穴的直线5~10次。

小贴士

↘ 此病5岁以下婴幼儿多见，年龄越小，发病率越高，病情越迅速，是小儿科危重急症之一。尤其急惊风，常常在短时间内可威胁婴幼儿生命，更应多加注意。

⑯〔出牙期不适〕

出牙期指宝宝第一套牙齿萌出所需的时间。出牙期的时间因人而异，早一点的宝宝从出生后3个月开始，最晚的宝宝则要等到出生后12个月，整个过程大概持续2年。在这期间，宝宝可能会出现出牙期不适，爸爸妈妈要细心呵护，警惕不良反应。

♥防治护理

宝宝牙齿生长的好坏不仅关系到面部的美观，更直接影响宝宝的生长发育。因此，做好宝宝出牙前后的家庭护理极为关键。

•给宝宝足够的安全牙圈或是玩具用来咀嚼，当宝宝咀嚼坚硬食物时，确保不会因此引起窒息。

•为了保护宝宝的安全，对家庭环境进行处理，不能让宝宝找到可以放到嘴里引起窒息的东西，如插头、电线、小的坚硬物或是装有有毒物质的瓶子或容器。在这一时期，宝宝有把他看见的任何东西都塞入嘴里的倾向。

•冷敷疼痛的牙龈。用一条蘸满冷水的毛巾就可以起到作用。一些特制的、能够被冷冻的牙齿玩具也同样有用。

•注意定期清洗玩具，根据上面齿痕的多少可以看出宝宝萌出了多少颗牙齿。

•妈妈可以用手指摩擦肿胀的牙龈大约2分钟。这种牙龈按摩可以起到缓解不适的作用，或者可以用小毛巾裹着冰块按摩。

•一些非处方药物也可以用来缓解肿胀的牙龈，这些药物中往往含有局部麻醉剂，提供相对短暂的止痛效果，给宝宝服用前，父母必须咨询医生，在医嘱指导下给宝宝服用，宝宝服用后，也应密切观察，如果宝宝出现过敏现象，必须立即停止使用该药物。

✄ Attention

父母要确认这些❗

在出牙期间，多数宝宝出牙无特殊反应，但也有少数会出现下列症状：

☐ 牙龈红肿。

☐ 入睡困难。

☐ 唾液增加。

☐ 激惹行为。

☐ 频繁哭泣。

☐ 常有想啃咬坚硬食物的倾向。

宝宝一旦出现以下情况之一，爸爸妈妈要立即带他去医院：

☐ 发热：有些宝宝在牙齿刚萌出时，会出现不同程度的发热。只要体温不超过38℃，且精神好、食欲旺盛，就无须特殊处理，多给宝宝喝些开水就行了；如果体温超过38.5℃，并伴有烦躁哭闹、拒奶等现象，则应及时就诊，请医生检查看是否合并其他感染。

☐ 腹泻：有些宝宝出牙时会有腹泻，若次数每天多于10次且水分较多时，应及时就医。

💚 饮食调理

　　及时正确地添加辅食是宝宝的牙齿和口腔健康发育的保障。辅食不仅为宝宝乳牙生长提供了必要的营养，而且饼干、苹果条等食品还能有效地锻炼宝宝乳牙的咀嚼能力，有助于牙齿的健康发育。

　　出牙期间要给宝宝适量增加能补充钙、磷等矿物质及多种维生素的食物。钙和磷等矿物质是组成牙骨质的主要成分，而牙釉质和骨质的形成又需要大量的B族维生素和维生素C，牙龈的健康也离不开维生素A和维生素C的供给。长期缺乏维生素A或维生素C，牙齿就会长得小而稀疏甚至参差不齐。因此，及时为宝宝提供充足的钙、磷矿物质和各种维生素对乳牙发育极为重要。

爱心提醒

　　宝宝在这世界上度过的最初5年中，有总计20颗牙齿萌出。这些牙齿往往被称为"乳牙"或"奶牙"。而这些牙齿又被分为3种不同的类型：门牙（锋利的、位于最前列的牙齿），第一颗和第二颗前磨牙（咀嚼用），犬牙（位于门牙和磨牙之间）。

　　最常见的牙齿萌出顺序是：

• 口腔下方的2颗门牙。

• 口腔上方的4颗门牙。

• 剩下的口腔下方的2颗门牙和全部4颗第一前磨牙。

• 4颗犬牙。

• 4颗第二前磨牙。

　　如果宝宝牙齿萌出的顺序跟我们描述的不完全一致也没有什么关系，个体差异性毕竟是存在的。

⑰〔眼部感染〕

当宝宝不停地揉眼睛，并且抱怨眼部发痒或有沙粒摩擦的感觉时，宝宝的眼部很可能被感染了。

♥ 了解病因

宝宝眼部感染症状会因引起的病情不同而有所区别，爸爸妈妈要注意区分。

· 眼部感染会引起流泪、眼部充血和疼痛，有时候会有分泌物。

· 眼部疼痛则有可能是眼部外伤造成，或者眼部出现了异物造成的。

· 感冒和咽部感染也会造成眼部分泌物增加，这些黏稠的分泌物甚至会布满眼睑。

· 眼部有异物，如金属屑、小沙子或柳絮进入眼睛后，往往会感觉到尖锐的疼痛。

· 角膜擦伤也可能有类似症状的出现，例如指甲或树枝接触到了眼睛。

· 由于过敏或被其他物品刺激到了眼睛，如游泳池中的氯化物，也可能造成类似症状。

· 如果上下眼睑部的皮肤红肿、热痛、不能碰触，则表明病症比较严重，有可能是皮肤感染。

♥ 防治护理

· 在宝宝清醒时每隔2小时轻柔地清洁眼部。用蘸有温水的无菌棉签从内眼角轻柔擦拭至外眼角。在进行此项操作前一定要用肥皂和清水洗手。如果宝宝出现好转的迹象，可以适当减少清洁的次数，比如减至4小时1次，然后是6小时。

· 如果有化学物品溅入宝宝的眼睛里，父母应立即用流动水清洗眼部至少15分钟并咨询医生，清洗时注意保护宝宝另一只没有受伤的眼睛。

☷ Attention

父母要确认这些 ❗

宝宝一旦出现以下情况之一，爸爸妈妈要立即带他去医院：

□ 严重眼痛。
□ 有毒物质或化学成分溅入眼中。
□ 高速移动的物体击中宝宝的眼睛。
□ 眼部周围皮肤红肿。
□ 异物刺伤眼睛。
□ 眼部出现脓性分泌物。
□ 出现视野暗点或重影。
□ 宝宝眼部有不易取出的异物。
□ 在进行治疗和一般护理后情况没有好转。

如果医生建议使用滴眼液，你应轻轻拉开宝宝的下眼皮，将药液滴入眼内。

确保宝宝有单独使用的擦脸毛巾，避免感染扩散。

如果是刺激引起眼睛的问题，应避免宝宝与刺激源接触。例如，宝宝对氯化物敏感，那么在游泳时戴游泳镜。

如果眼病由过敏引起，医生可能会给予一些口服抗过敏药物。

婴幼儿也会经常出现沙眼，沙眼是衣原体引起的传染性眼病。出现沙眼时，父母可以在宝宝的眼内皮看到滤泡，宝宝会有眼痒等不适感，有些宝宝还会出现角膜血管翳。治疗不及时，可因瘢痕收缩引起睑下垂、睑内翻、倒睫、角膜混浊等。

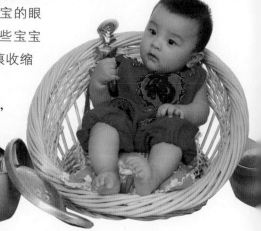

预防措施：首先要养成良好的卫生习惯，不混用脸盆、毛巾、手帕等物，不用手揉眼，是预防沙眼的有效方法。由于沙眼衣原体怕热，70℃就可以杀死，所以，定期煮沸消毒毛巾等用品，是防治的有效措施。

爱心提醒

↘ **宝宝眼睛进入异物的处理**

如果宝宝的眼睛不慎进入灰尘、沙粒、睫毛或毛发等小的刺激物，父母可以试着用下面的方法将其取出：

轻轻拉下眼皮，仔细查看，并尝试用棉球或棉签擦拭出小的灰尘或异物。

用流动水冲洗眼睛或用盛满水的茶杯倾倒冲洗。

拉住外眼角一段时间看异物能否自行排出。

如果尖利的物体进入眼内或遭受刺伤导致开放性伤口出现，应立刻寻求医生帮助。

⑱〔头痛〕

　　头痛是婴幼儿时期的常见症状，只不过由于婴幼儿不会说话，头痛时往往表现为尖声哭闹或烦躁不安。刚会说话的宝宝表达能力欠佳，可表现用手拍打自己的头。年纪大一点的宝宝一般会诉说头痛症状。所以，父母通过仔细观察小儿的各种表现，加上宝宝自己的诉说，不难发现宝宝患头痛。

♥ 了解病因

　　• 引起宝宝头痛的原因很多，如发热、精神紧张或过度疲劳，内分泌或代谢性疾病，高血压或中毒性疾病等，均可引起头痛。此外，头颅及颜面五官的各种疾病也可引起头痛。

　　• 对于较小的宝宝而言，头痛可能是由过敏或感染引起的，如咽喉痛、耳痛、鼻窦炎、牙痛或牙床脓肿。偶尔，饥饿或情绪低落也可能会引起头痛。

　　• 当宝宝头部受到外伤，例如跌落后出现的头痛及伴随癫痫发作的头痛是比较严重的。

　　• 一氧化碳中毒也会引起头痛。

　　• 铅中毒的常见症状也包括严重的头痛。宝宝的铅中毒多是吸入含铅粉尘和接触了含铅的油漆引起的。铅还存在于玩具、家具和露天运动器械中。

　　• 偏头痛一般发生在一侧头部，同时伴随恶心、呕吐、对光敏感和腹痛等症状。患有此病的宝宝往往会出现一些先兆，如头痛发作前出现短暂的视力障碍。不过，偏头痛通常具有一定的遗传性，很少在3岁以下的宝宝身上发生。

　　• 头痛很少由脑部肿瘤引起。

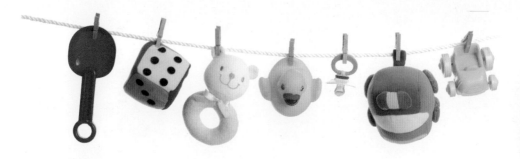

❤ 防治护理

·宝宝突然喊头痛时，可给他量一下体温，如果体温高就说明是发热引起的头痛，可在明确病因的同时，根据医生的指导，口服退热解痛药物。

·眼、耳等处的疾患也会引起头痛，要注意一下有无眼、耳的异常。宝宝能清楚地指出疼痛部位要在4～5岁以后，在这之前，当耳朵、鼻子、眼睛、嗓子、脖子疼痛时，宝宝都会说是头痛。父母细心地对宝宝加以观察再进行分析判断是很重要的。

·有急、慢性头痛而不伴有发热者皆应引起重视，必须就医查明病因，及时诊断和治疗。

·如宝宝因外伤出现头痛、呕吐，甚至昏迷、抽搐时，家长必须保持镇静。首先应让宝宝平卧，如呕吐明显，可将头侧位，保持呼吸道通畅，然后立刻护送到医院，以免贻误诊治。

宝宝头痛护理的重点是减轻疼痛，让宝宝能够正常地进行日常活动。父母可以采用下列做法：

·给宝宝洗个热水澡，让宝宝全身得以放松。

·对宝宝的头部和太阳穴进行按摩。

·让宝宝在安静无光的房间里充分闭眼休息。

·可以用湿毛巾冷敷宝宝的前额和眼部。

❤ 饮食调理

·给宝宝提供足够的水。

·让宝宝充分进食，在两餐之间可以适当加餐，避免饥饿成为头痛的诱因。

▥ Attention

父母要确认这些❗

宝宝一旦出现以下情况之一，爸爸妈妈要立即带他去医院：

☐ 发热超过37.5℃。

☐ 其他感染症状，如耳痛、皮疹或咽痛。

☐ 小于3岁宝宝严重头痛。

☐ 头部外伤或从高处跌落后。

☐ 疼痛持续超过48小时不消失。

☐ 头痛复发。

☐ 持续呕吐。

☐ 双侧瞳孔大小不相同。

☐ 颈强直或下颌不能接触到前胸。

☐ 持续数小时的严重疼痛，且在服用止痛药物后不能缓解。

☐ 神志不清，言语或视力障碍，或是显著行为改变。

⑲〔脱水〕

人体需要一定量的水分维持基本的水与电解质的平衡，并且进行废物和有毒物质的新陈代谢。因为体液的过度流失会造成脱水。当宝宝生病时，为了避免脱水，往往要给他们提供多于平日需要量的水分。

了解病因

宝宝的新陈代谢速度比成年人快，因此他们需要摄入比成人更多的水分以维持机体的平衡。

当宝宝呕吐、腹泻或发热引起大量流汗时，宝宝体内的体液会大量丢失，正常的代谢平衡便会遭到破坏，身体中的各种重要的化学成分，如钙、钾、钠、镁也会随之丢失，这种情况持续下去甚至会导致循环血量的减少，引起一系列的问题，所以父母要重视宝宝脱水的症状，一旦出现脱水需要马上治疗。

防治护理

如果父母发现宝宝已经出现了脱水，或是发热并伴有呕吐、腹泻，那么父母应立刻采取以下家庭护理程序：

• 定时测定宝宝的体温，使用温水海绵擦浴和退热药物将体温控制在37.5℃以下。

Allenlion

父母要确认这些❗

造成脱水的最主要原因是腹泻，通常会出现的脱水症状包括：

☐ 啼哭无泪。

☐ 口唇干燥开裂。

☐ 尿液有类似氨水的气味，颜色为琥珀色或更深。

☐ 6～8小时无尿或尿布上非常干燥。

☐ 昏昏欲睡或叫不醒。

☐ 过度呕吐、腹泻、摄水过少、高热。

☐ 心跳或脉搏加快。

☐ 眼部凹陷或月龄小于18个月的宝宝出现前囟（前额柔软无骨质的部分）凹陷。

小贴士

⤵ 轻度或中度脱水的宝宝通过在家细致正确的治疗都可以痊愈，不会留下任何后遗症；重度脱水的宝宝则有可能需要住院治疗。如果被告知宝宝需要住院治疗一段时间，父母不要太过担忧；住院期间宝宝可以通过输液治疗得到充足体液，改善体内的水液平衡状态，对于3岁以下的宝宝，输液治疗尤为必要。

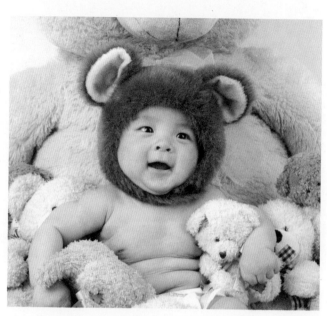

父母要确认这些 ❗

宝宝一旦出现以下情况之一，爸爸妈妈要立即带他去医院：

☐ 超过8小时无尿或啼哭无泪。

☐ 昏睡加剧，或变得非常易激惹。

☐ 无论什么年龄的宝宝，处于非常嗜睡的状态或唤醒困难。

☐ 月龄小于6个月的婴儿，在24小时内出现多于2次的腹泻或呕吐。

☐ 虽然脱水经常出现在呕吐、腹泻和高热后，但在宝宝患有呼吸道疾病时，由于快速呼吸和张口呼吸的次数增加，水分丢失也相应增多，亦会引起脱水。父母通过提供足够的液体，可以避免宝宝引发严重的并发症。如果父母发现由于宝宝不停地呕吐或其他的一些原因导致水分摄入不足，应尽快到医院就诊。

• 观察宝宝的排便情况，定时更换尿布，了解小便的次数。清醒时，宝宝至少应在6～8小时内排尿一次。

• 在宝宝哭泣时察看有无眼泪流出，如果哭时无泪，说明没有摄入足够的水分，而这正是脱水的早期征象。

• 记下宝宝喝了些什么，以及每次小便的时间，保留好这些信息，跟踪病情进展。

• 如果宝宝的水分摄入量持续减少，父母可以考虑应用口服补液盐溶液，此类药品无须医生的处方，在药店内就可以买到。补液盐溶液中含有宝宝所需的电解质和矿物质，服用后可以帮助机体恢复到平衡状态。液体可以很快被消化系统吸收，防止脱水的发生，并能及时治愈轻度脱水。

💗 **饮食调理**

父母要给脱水的宝宝提供洁净的液体。你可以每隔1小时提供少量的液体。如果宝宝还在吃奶，将乳液稀释至一半的浓度，通过增加喂奶次数（每隔2小时喂1次）来增加液体补给。

20 〔过敏反应〕

过敏反应是宝宝免疫系统抵御外界刺激的正常反应。这种反应在某些具有过敏体质的宝宝身上表现得更为明显。

♥了解病因

人体对很多东西都会产生过敏反应，如吸入物、食物、药物、皮肤可以接触到的东西等。宝宝可能会同时对多种物质过敏。有时，过敏会随着宝宝的长大而突然出现。一些过敏症状与家族遗传有关。一些宝宝在成年后能摆脱过敏的困扰，而另一些将与过敏终身为伴。

宝宝常见的过敏反应主要有两种：食物过敏和药物过敏。

食物过敏即宝宝饮食过后产生过敏反应。一般来说，宝宝只会对某种新的食物或者特定的食物过敏，反应的程度取决于食物的摄入量。

最常见的过敏食物有：牛奶、蛋类、黄豆、坚果和燕麦片，年纪稍大的宝宝容易对贝类、鱼类、水果过敏。

有些宝宝少量食用某种食物时，不会出现过敏反应，但如果继续进食，食用量超过一定值，就会出现过敏反应了。

发作时间从进食后几分钟到1小时不等。

在出生后1年内出现食物过敏的宝宝中，大概有一半会在两三岁时得到缓解。对一些食物的过敏反应，特别是对牛奶或黄豆的敏感，通常更容易自然消退。对坚果、植物果实、鱼类、贝类等食物的过敏往往持续终身。

♒ Attention

父母要确认这些❗

过敏反应的常见症状为：
☐ 频繁腹泻、呕吐。
☐ 喘息或哮喘。
☐ 嘴唇、舌头或口腔的肿胀。
☐ 腹痛。
☐ 皮疹、麻疹或有瘙痒感。
☐ 轻度或严重的呼吸困难。
☐ 湿疹。
☐ 鼻部刺激症状／过敏性鼻炎。

宝宝一旦出现以下情况之一，爸爸妈妈要立即带他去医院：
☐ 出现任何严重的过敏反应。
☐ 出现呼吸困难或喘息。
☐ 宝宝的皮肤又湿又冷。
☐ 出现肿大瘙痒的皮疹。
☐ 丧失意识。

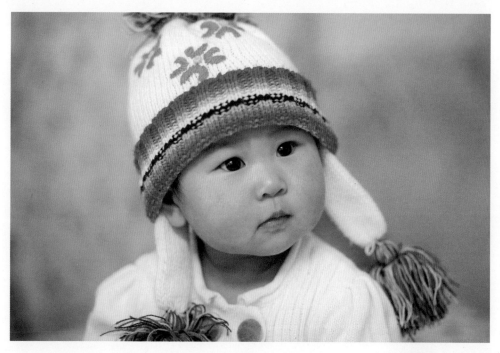

药物过敏反应在宝宝服用药物后出现，其症状具有多样性，一般只有有经验的医生才能够诊断出来。

防治护理

· 如果认为宝宝产生了过敏反应，应通过仔细观察，找到过敏原。

· 如果父母不能确切地判断究竟是哪种食物引起的过敏反应，应尝试逐渐减少每餐的摄食种类，每次减少一种食物，持续至少5天。

· 如果宝宝有药物过敏的经历，请记住服用过的药物名称——包括处方药物和非处方药物。有些时候两种药物相互作用也会引起过敏反应。

· 记下宝宝的日常活动情况、活动的场所，食用过的食物和药物的种类，以及相关的症状。

· 一旦发现宝宝有过敏的症状出现，咨询医生如何减轻过敏反应或是使过敏反应消失。

小贴士

↘食物过敏也会遗传。那些父母患有哮喘、湿疹、严重干草热或特定食物过敏的宝宝属于高危人群。有时宝宝和他们的父母会对同一种食物产生过敏，但小心调整食谱后，可以推迟过敏反应出现的时间。如果父母都恰好是过敏体质，那么在宝宝出生后第一年的母乳喂养期间内，母亲需要避免摄入任何引起过敏的食物。如果不能母乳喂养，可以使用由大豆蛋白或蛋白的水解产物制成的配方奶。

㉑〔肢体痛〕

如果宝宝抱怨说他的胳膊或腿部疼痛，而且这种疼痛并不是由于跌倒等外伤所造成的，只是短暂发作，持续至少15分钟，甚至持续数小时或数天，则称之为肢体痛。

♥了解病因

· 大多数的疼痛是由剧烈活动或者很难察觉的肌肉损伤引起的肌肉抽筋造成的。

· 在患病毒性疾病时，有时也会伴有轻微的肌肉痛现象。

♥防治护理

· 察看有无关节肿胀。

· 回忆宝宝最近的活动情况。

· 让宝宝活动距离肢体痛处最近的关节。

· 当肌肉抽筋时，向肌肉拉伤的反方向拉伸。

· 如果是足部或小腿的肌肉抽筋，向上牵拉脚趾，拉伸抽搐的肌肉。

· 使用冰袋进行按摩，大约进行15分钟。

· 如果天气很热，给宝宝足够的水分摄入，并进行按摩。

· 睡觉时，让宝宝的脚有更多的活动空间。

· 在宝宝表示肢体痛的第一天，用冰袋按摩疼痛的肌肉数次，每次大约20分钟。

· 第二天改用热敷，持续进行2～3天。在第二天，疼痛最为剧烈。

· 如果宝宝的肌肉仍旧僵硬，让宝宝每天洗2次热水澡，每次20分钟，并让宝宝在水中轻柔地活动疼痛的部位。

· 服用对乙酰氨基酚或布洛芬减轻疼痛，但是必须在医生指导下。

♈ Attention

父母要确认这些❗

宝宝一旦出现以下情况之一，爸爸妈妈要立即带他去医院：

☐ 小腿痛持续超过8小时。

☐ 关节活动不自如，或是关节附近肿胀严重。

☐ 宝宝不能站立或行走。

☐ 发热超过24小时。

☐ 疼痛周围红肿发亮。

☐ 宝宝肌肉无力或是肢体一直存在麻胀感。

☐ 腿痛导致宝宝跛行。

❤ 对症按摩

婴幼儿坐位，施行以下手法

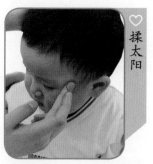

揉太阳

● 操作方法：用中指指端按揉婴幼儿太阳穴50~100次。向眼方向揉为补，向耳方向揉为泻。

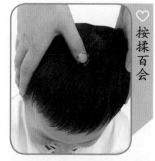

按揉百会

● 操作方法：用拇指指腹置于婴幼儿百会穴处按揉50~100次。

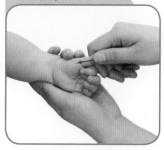

补脾经

● 操作方法：用拇指自婴幼儿拇指尖推向指根方向，即沿其拇指桡侧赤白肉际直推50~100次。

婴幼儿仰卧位，施行以下手法

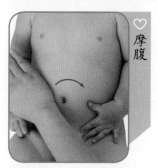

摩腹

● 操作方法：用四指摩或全掌摩于婴幼儿整个腹部3~5分钟。

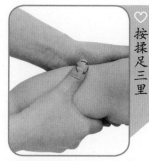

按揉足三里

● 操作方法：用拇指按揉婴幼儿足三里穴50~100次或3~5分钟。

㉒〔疖子〕

对宝宝而言，疖子是常见的皮肤异常情况之一，通常发作部位需要1周左右的护理。疖子会使宝宝非常疼痛，尤其是长在皮肤非常薄的部位的疖子，或是紧邻骨头地方的疖子。如何防止疖子的发生呢?首先要注意个人卫生，如果宝宝有出疖子的征兆，那么你需要每天保持患处的清洁。

了解病因

疖子是由皮肤感染引起的症状，皮肤上会出现肿块，肿块较硬。疖子在身体的任何部位都可能出现，但通常出现在面部、颈部、后背的上部和臀部。

防治护理

· 你和宝宝都要经常洗手。

· 保持感染区域洁净。用医用酒精或淡盐水，帮孩子擦洗干净患处，也可用消毒纱布覆盖，避免摩擦。

· 每天湿敷感染部位3~4次，直至痊愈，使用能让宝宝感到舒服的软布。

· 用盐溶液浸透疖子，会使脓头出现的速度加快。将一茶匙食盐和1升开水混合，等待水温降至室温再进行湿敷。在用于治疗前，确保溶液是常温液体。

· 如果疖子生长在衣服能摩擦到的地方，用一块纱布覆盖，避免感染部位受到摩擦和刺激。

· 不要挤压疖子，尤其是在出现脓头之后。挤压会造成感染扩散。

· 如果疖子破溃或是皮肤出现破损，每天清洗伤口两次，并敷上抗生素软膏，治疗持续到伤口完全愈合为止。

· 将宝宝用过的毛巾单独放置，避免与家庭其他成员交叉使用。

Attenlion

父母要确认这些❗

宝宝一旦出现以下情况之一，爸爸妈妈要立即带他去医院:

☐ 宝宝身上出现多个疖子或是感染有扩散的倾向。

☐ 疖子很硬，并且红肿从疖子的中心开始向四周扩散。

☐ 已排出脓液的疖子，在3天后仍然没有好转的迹象。

☐ 疖子生长到敏感部位，如肘部或是臀部(尤其是在宝宝仍然使用尿布时)。

☐ 面部感染。

☐ 宝宝发热。

㉓〔免疫接种反应〕

　　有的宝宝在接种疫苗后会出现不适感觉，接种部位的疼痛和低热等常见的反应都不会危及生命。最严重的反应一般在接种后的20分钟内出现，通常会持续2小时左右。

了解病因

　　常见的免疫接种反应如下：

　　• B型流感嗜血杆菌结合疫苗：大约1.5%的接种宝宝会出现注射部位疼痛或发热。

　　• 百白破疫苗：百日咳、白喉和破伤风疫苗通常联合注射，但对于身体有特殊性的宝宝，医生可能只进行其中某种疫苗的注射。大部分宝宝在接种后会出现注射部位的疼痛、肿胀和皮肤敏感反应，会持续24～48小时。少数的宝宝出现短暂的发热、轻微嗜睡、食欲不振和烦躁等现象。

　　• 麻疹风疹腮腺炎疫苗：麻疹、风疹、腮腺炎疫苗也是联合注射的，其中任何一种疫苗都可以引起免疫接种反应。风疹和腮腺炎疫苗一般只引起注射部位的疼痛。麻疹疫苗的接种反应会大一些，10%的宝宝会由麻疹疫苗引起发热，5%的宝宝注射后出现持续7～10天的皮疹，这些皮疹多数位于躯干部，呈粉红色。

　　• 乙型肝炎疫苗：30%的宝宝出现注射部位疼痛，3%的宝宝出现发热。

　　• 水痘疫苗：有时在注射部位会出现水痘样皮疹，或是在注射后的5～28天内扩散至全身，不过这种皮疹持续几天后会自动消失，而且没有传染性。父母要注意在接受水痘疫苗注射后的至少6周内不要给宝宝服用阿司匹林。

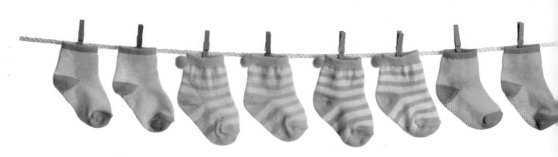

父母要确认这些

宝宝一旦出现以下情况之一，爸爸妈妈要立即带他去医院：

☐ 发热超过39℃。

☐ 在接种5~21天后出现水痘样皮疹。

☐ 红肿有扩散趋势。

☐ 注射部位出现疼痛、肿胀或敏感，持续超过3天。

☐ 持续哭泣超过3个小时。

☐ 在注射百白破疫苗后易激惹和出现不正常的哭泣，2~8周后出现大的肿块，疼痛敏感不能触摸。

☐ 注射麻疹风疹腮腺炎疫苗7~10天后出现麻疹、皮疹。

☐ 宝宝对刺激没有反应或难以唤醒。

☐ 呼吸困难或吞咽困难。

☐ 注射部位的红肿超过5厘米，或红肿持续超过48小时。

☐ 宝宝跛行、疲劳或不活动。

• 脊髓灰质炎疫苗：传统的口服脊髓灰质炎糖丸是由活的脊髓灰质炎病毒制作而成，存在免疫系统缺陷的宝宝服用后会出现严重反应，可以向医生提供宝宝的相关资料，向医生咨询应该为宝宝选择哪种接种方式。

防治护理

• 对于宝宝注射后的疼痛不适，在最初的3小时内可以用冰袋冷敷，每间隔1小时冷敷20分钟。

• 服用布洛芬减轻感染和疼痛，但必须咨询医生的意见，切不可擅自用药。

• 发热超过38.5℃，使用布洛芬或对乙酰氨基酚降温。

• 有些疫苗使用从鸡蛋中分离的细胞，而一些宝宝会对鸡蛋中的蛋白过敏。如果宝宝有明确的鸡蛋过敏或者有家族鸡蛋过敏史，父母在宝宝接种疫苗前，应将此情况告知负责接种的医生。

• 如果宝宝在第一次疫苗注射时即出现反应，那么随后的注射可能都会出现类似的或更加严重的反应。在第二次注射前，爸爸妈妈应将此情况告诉医生，这样医生可以对接种的剂量、时间进行相应的调整，或者建议在下一次注射前预防性地使用消炎药物。

Part 02

宝宝常见疾病
对症食疗 按摩 护理

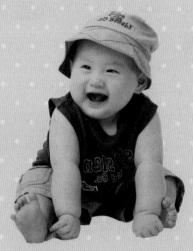

婴幼儿身体素质差，

身体器官尚未发育成熟，

所以当幼小的宝宝患病后，

爸爸妈妈一定要注意观察病情变化。

量病施药，

悉心护理，

从而达到治愈的目的。

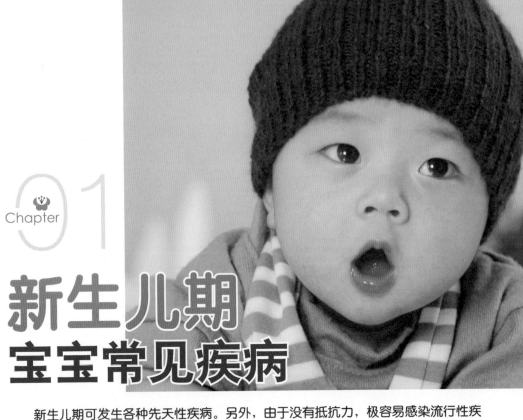

Chapter 01

新生儿期
宝宝常见疾病

新生儿期可发生各种先天性疾病。另外，由于没有抵抗力，极容易感染流行性疾病。虽然母乳中含有免疫物质，但远不足以使新生儿避免各种疾病。这时，就需要爸爸妈妈的悉心呵护来帮助宝宝抵御疾病。

01 〔新生儿斜颈〕

当父母发现宝宝平躺时总将头倾向同一侧，坐姿时头也固定转向一边，并且发现宝宝头颈部转动有困难时，父母应该怀疑宝宝可能有斜颈症。

♥了解病因

先天性肌性斜颈大多是因为出生时，宝宝的颈部肌肉受到损伤所致，非正常分娩的如臀位产、剖宫产等的宝宝发病率较高。这种损伤多出现在胎位不正和产钳牵拉的情况下。颈部的肌肉受到牵拉损伤，出现血肿，最后血肿纤维化，使肌肉挛缩变短。这种损伤多是一侧，这样就使颈部两侧肌肉

长度不等，力量不均，导致患儿的脖子偏向肌肉短
缩一侧。

💙 对症按摩

宝宝仰卧位，施行以下手法

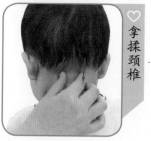

拿揉颈椎

● 操作方法：食、中、拇指三指拿揉婴幼儿颈椎两侧5~10次。

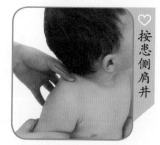

按患侧肩井

● 操作方法：用拇指指端按婴幼儿患侧肩井穴5~10次。

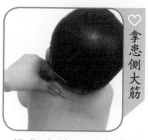

拿患侧大筋

● 操作方法：用拇指及食、中指对称用力提拿婴幼儿两侧肩上大筋3~5次。

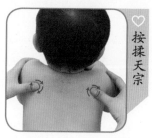

按揉天宗

● 操作方法：用拇指螺纹面按揉婴幼儿天宗穴，尤其是患侧的天宗穴50~100次。

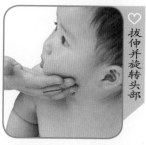

拔伸并旋转头部

● 操作方法：手捧婴幼儿头部向头顶方向拔伸并旋转头部，尤其是对患侧胸锁乳突肌的拉伸运动。

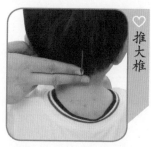

推大椎

● 操作方法：用拇指或食、中指自婴幼儿颈后发际向下推至大椎穴50~100次。

🎐 Attention

父母要确认这些 ❗

宝宝斜颈一般常表现为以下症状：

☐ 患儿在出生后一个月内，可发现一侧颈部长有实性的、软骨样的圆形包块。

☐ 头偏于有包块的一侧，下巴指向对侧，头部的活动稍受限制。

☐ 颈部的包块可逐渐缩小至消退。但在这一侧颈部仍可摸到较硬的条索样物，头部的偏斜更加显著。

☐ 由于宝宝处于生长发育旺盛时期，各个器官都在不停地生长变化，这种偏斜的情况如果持续3周以上，就可导致面部发育不平衡。

☐ 具体可表现为偏斜侧的面部和颅骨均比对侧小，两侧的眼睛不在同一水平线上，即偏斜侧低，对侧高，鼻、口均有不同程度的偏斜。

02 〔新生儿鹅口疮〕

新生儿鹅口疮发病率比较高，尤其多见于营养不良、体质虚弱、慢性腹泻、长期使用广谱抗生素或肾上腺皮质激素的宝宝。

♥ 了解病因

鹅口疮又名"雪口病"，为白色念珠菌感染所致。白色念珠菌广泛存在于自然界中，正常人的口腔、肠道、皮肤和阴道等部位也有白色念珠菌存在，但一般情况下不会致病，只有在身体抵抗力下降、滥用或长期使用抗生素或肾上腺皮质激素等情况下才会发病。

新生儿通常是在分娩过程中，感染母亲阴道内的念珠菌而发病的，也有时是宝宝接触了被白色念珠菌污染的生活用具如奶嘴、毛巾等而患病。

如果治疗得当，鹅口疮并不十分严重，但它仍可能持续两三周的时间。偶尔未经严格消毒的奶嘴、受感染的手或受感染的乳头会传播该种真菌。长期服用抗生素的宝宝患鹅口疮的概率更高，这是因为抗生素同样会抑制口腔中正常菌群的数量和活性，导致菌群失调引起真菌感染。

♥ 观察症状

一般宝宝鹅口疮发病很快，但全身症状不明显，可有轻度发热、烦躁不安、哭闹，有的宝宝不爱吃东西，但多数并不影响哺乳。宝宝口腔黏膜上会出现白色乳凝块样物，微微高出黏膜面，初起时呈小片状，逐渐融合成大片，形似奶块，但与奶块不同，奶块易擦掉，鹅口疮则不易擦掉，强行剥落后，局部黏膜潮红粗糙，可有溢血，迅速再生。患处不痛，不流涎，一般不影响吃奶，也无全身症状。少数严重者，全部口腔黏膜均被斑膜覆盖，甚

👑 Attention

父母要确认这些 ❗

宝宝一旦出现以下情况之一，爸爸妈妈要立即带他去医院：

☐ 溃疡面非常疼痛。

☐ 任何脱水的征象，如口唇干裂、无泪、8小时无尿。

☐ 出现发热、咳嗽或消化道症状。

☐ 出血。

☐ 治疗2周后白色斑点仍持续存在。

至可累及咽部、食管、肠道、喉、气管、肺等，出现呕吐、吞咽困难、声音嘶哑或呼吸困难等症状。

防治护理

· 父母及宝宝都应勤洗手。

· 妈妈在哺喂宝宝前后，应清洗乳头，不要用毛巾擦拭乳头，待水分自然挥发。

· 及时查看奶瓶上的奶嘴是否清洁干净。

· 彻底清洗玩具，以防再次感染。

· 如果宝宝依赖安慰奶嘴，在这段时间内最好只在夜间使用，或者干脆考虑戒掉该习惯。因为延长吮吸时间，会刺激口腔中的病灶。另外，安慰奶嘴通常是该病反复发作的感染源。如果宝宝坚持要，那么在感染结束后最好换一个新的奶嘴。

· 如果需要服用抗真菌性药物，在服药之前让宝宝含服一小口清水，其目的是清洁口腔。给药方式为使用小型注射器或医用量匙，将药物放置于宝宝的口腔患处。

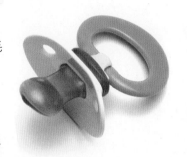

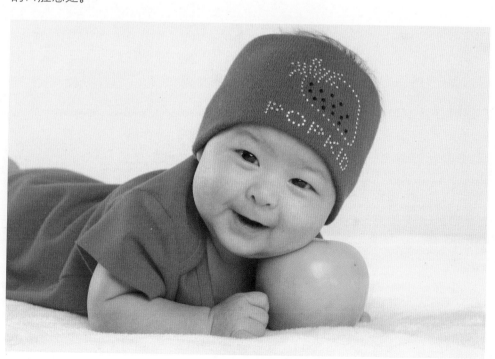

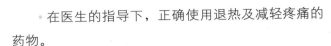

・在医生的指导下，正确使用退热及减轻疼痛的药物。

・给宝宝治疗鹅口疮时，应该停用抗生素，如果有重大疾病必须使用抗生素和其他药物时，也应在医生指导下用药。

饮食调理

・让宝宝摄入足够的水，如果宝宝拒绝使用奶瓶或吸吮乳头，可以使用一个柔软的人工乳头，并把上面的开口剪得尽可能大，便于宝宝吸吮。

・哺乳期妈妈要注意忌食辛辣的食物，如：大蒜、胡椒、辣椒、油煎熏烤等食物，以防热毒经母乳进入宝宝体内，导致病情加剧。

对症按摩

宝宝仰卧或俯卧，施行以下手法

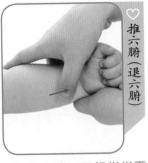

推六腑（退六腑）

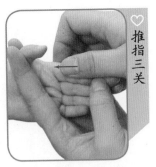

推指三关

● 操作方法：用拇指指面或食指指面、中指指面沿婴幼儿前臂尺侧自肘部推向腕部50~100次。

● 操作方法：用一手拇指桡侧沿婴幼儿食指桡侧面自指端向指根推食指掌面的上、中、下三节，即风、气、命三关50~100次。

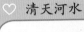

清天河水

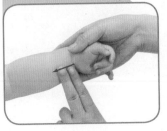

● 操作方法：用食、中二指指腹沿婴幼儿前臂内侧正中，自腕横纹推至肘横纹，即大陵穴至曲池穴50~100次。

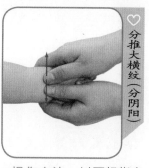

分推大横纹（分阴阳）

● 操作方法：以两拇指自婴幼儿掌横纹中总筋处向两旁分推腕横纹50~100次。

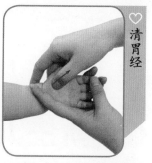

清胃经

● 操作方法：用拇指指腹或桡侧面，自婴幼儿掌根推向拇指根，即推大鱼际外侧缘50~100次。

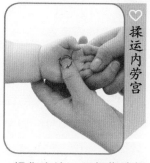

揉运内劳宫

● 操作方法：用拇指端揉运婴幼儿内劳宫穴（屈指时中指、无名二指所指处中间）50~100次。

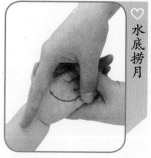

水底捞月

● 操作方法：用拇指指端自婴幼儿小指尖推向手掌根部，再回转至内劳宫穴，如捞物状。

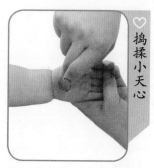

捣揉小天心

● 操作方法：用中指端捣揉婴幼儿大小鱼际交接凹陷处50~100次。

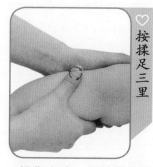

按揉足三里

● 操作方法：用拇指按揉婴幼儿足三里穴（膝盖外侧凹陷下3寸）50~100次或3~5分钟。

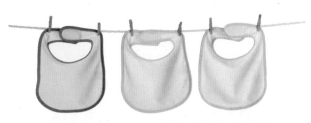

❸〔新生儿佝偻病〕

新生儿，尤其是早产儿，由于钙磷或维生素D缺乏可引起新生儿佝偻病。

✔防治护理

佝偻病俗称"缺钙"，是国家重点防治的四大疾病之一。佝偻病对宝宝常造成不可逆的后遗症，因此防重于治。预防佝偻病要从孕期开始。父母应该及时为宝宝补充维生素D。早产儿、双胎儿更应重视佝偻病的预防性服药。宝宝出生后14天开始常规服用维生素D。每天400~600国际单位，约合浓缩鱼肝油滴剂，每天2~3滴。还要给宝宝多晒太阳。宝宝满月后，在风和日丽的日子要抱宝宝到户外晒太阳，开始时每天5~10分钟，待习惯后隔周增加5分钟，逐渐增加到每天外出2~3小时，冬天可在避风的阳光下晒太阳，夏天炎热，可在阴凉处玩耍。户外活动可提高宝宝抗寒能力，少患感冒，更重要的是宝宝皮肤接触日光照射后，紫外线可以促进钙的吸收，从而达到预防佝偻病的目的，并且可为宝宝及时补充钙剂。

宝宝生长发育非常快，早产儿、双胎儿生长发育更快，骨骼发育需要钙的补充。0~6个月的宝宝每天需要钙400毫克，6~7个月每天需要钙600毫克，才能满足生长发育的需要，各种补钙的方法中，让宝宝多吃含钙高的食物是补充钙剂最好、最安全的办法。为了保证母乳中钙的含量，哺乳的母亲也应多吃含钙食物。如果饮食中钙摄入不足，宝宝缺钙明显，还可以直接补充钙剂。

⚠ Attention

父母要确认这些❗

若在新生儿初生时佝偻病已发生，称为先天性佝偻病，常有以下症状：

☐ 主要表现为骨骼系统骨化不全或骨软化性改变，如前囟增大、颅缝增宽与后囟相连、侧囟门未闭、颅骨软化。

☐ 化验检查可见血钙血磷均降低，亦可仅血钙降低、血磷正常或增高、碱性磷酸酶增高。

☐ 可有典型宝宝佝偻病的X线改变。足月儿股骨远端或胫骨近端（骨骺）未出现时应考虑有先天性佝偻病。

♥ 对症按摩

宝宝仰卧位，施行以下手法

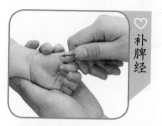

补脾经

● 操作方法：用拇指自婴幼儿拇指尖推向指根方向，即沿其拇指桡侧赤白肉际直推50~100次。

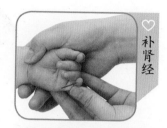

补肾经

● 操作方法：用拇指指端，自婴幼儿小指根向小指尖方向推小指末节螺纹面50~100次。

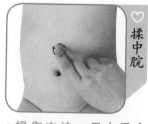

揉中脘

● 操作方法：用右手食指、中指指腹按顺时针方向揉婴幼儿中脘穴（脐直上4寸）50~100次。

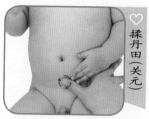

揉丹田（关元）

● 操作方法：用拇指指腹轻揉婴幼儿丹田（脐下3寸）50~100次或3~5分钟。

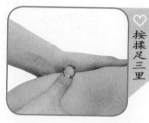

按揉足三里

● 操作方法：用拇指按揉婴幼儿足三里穴（膝盖外侧凹陷下3寸）50~100次或3~5分钟。

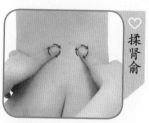

揉肾俞

● 操作方法：用两拇指按揉婴幼儿肾俞穴（第二腰椎棘突下旁开1.5寸处），各3~5分钟。

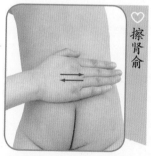

擦肾俞

● 操作方法：用掌根或小鱼际来回擦婴幼儿肾俞穴3~5分钟或以手下有热感为度。

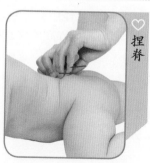

捏脊

● 操作方法：用拇指指面与其余四指指面相对用力，由尾部向颈部大椎，沿婴幼儿背部正中线以及两旁的肌肉向上提捏皮肤3~5遍。

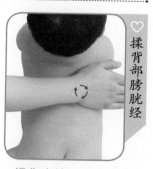

揉背部膀胱经

● 操作方法：以全掌或掌根揉婴幼儿脊柱及两侧膀胱经循行部位的肌肉组织。

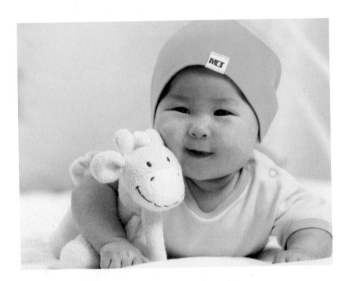

❹〔新生儿肺炎〕

　　新生儿肺炎是新生儿期常见的一种疾病，由于没有明显成人肺炎的症状，不易觉察，但是危害相当严重，需要父母对其有一定的了解，以预防和及时发现病情，及时治疗。宝宝患了肺炎，也不要慌张，此病虽发病率高，但如果及时到医院就诊，得到合理治疗和护理，治愈率较高，预后良好。

♥ 了解病因

　　肺炎有两种，一种是吸入性肺炎，一种是感染性肺炎。

　　吸入性肺炎又包括羊水吸入性肺炎、胎粪吸入性肺炎和乳汁吸入性肺炎。

　　前两种肺炎主要发生在宝宝出生前和出生时，由于种种原因引起胎儿宫内缺氧，胎儿缺氧后，会在子宫内产生呼吸动作，就可能吸入羊水和胎粪，这两种肺炎都比较严重，宝宝一出生就有明显的病症，如呼吸困难、皮肤青紫等，需要住院治疗。更应该引起父母注意的是乳汁吸入性肺炎。由于新生宝宝，特别是一些出生时体重较轻的宝

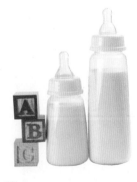

宝，口咽部或食管的神经反射不成熟，肌肉运动不协调，常常发生呛奶或乳汁反流现象，乳汁被误吸入肺内，导致宝宝出现咳喘、气促、青紫等症状，误吸的乳汁越多，症状越重。

新生儿患感染性肺炎有两种情况，一种是宫内感染，一种是出生后感染。宫内感染肺炎是由于母亲在怀孕过程中感染了某些病毒或细菌，通过血液循环进入胎盘，后又进入胎儿的血液。因此，在母亲怀孕期间，胎儿就患上了肺炎。而出生后感染性肺炎则可以发生在新生儿期的任何时间。

防治护理

在日常生活中，家庭成员是引起新生儿感染的主要原因，所以家庭成员都要积极避免感冒。由于新生儿抵抗力差，大人患普通感冒，宝宝就有可能患肺炎。平时注意室内空气流通，避免受凉，衣被适度，室温不宜过高。平时家庭成员不要经常亲吻宝宝，以免从呼吸道传入病菌。勿让宝宝与发热、咳嗽、流涕等人员接触。

在治疗新生儿肺炎时，一般可采取下列方法：

❶ 抗生素应用。对细菌性肺炎，最好根据病原体选用抗生素。如无条件，一般可用青霉素或氨苄西林（须做皮试）。

❷ 对症治疗。镇静，吸氧，纠正酸中毒等。

❸ 支持疗法。为增强抗病能力，对重症患儿可输入血浆。

❹ 超声雾化吸入。有利于分泌物的排出。

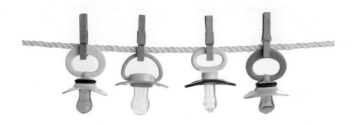

Attention

父母要确认这些 ❗

妈妈必须了解以下关于新生儿肺炎的常识：

☐ 新生儿肺炎的表现是精神不好、呼吸增快、不爱吃奶、吐奶或呛奶等，如果观察到宝宝出现这些现象，父母应及时带宝宝去医院就诊。

☐ 重症时出现气促、鼻翼翕动、三凹征、心率增快。大部分患儿有口周及鼻根部发青，缺乏肺部阳性体征，在患儿深吸气时，能听到细小水泡音。

☐ 新生儿肺炎不论是哪种类型，病情严重的，都有一定的危险性。病菌还可能播散到全身引起败血症、脑膜炎等更严重的并发症。

☐ 多数新生儿肺炎经过积极有效的救治是完全能够治愈的，不会有后遗症，也不会复发。但严重的肺炎又合并了全身其他器官的感染或损害，如果是神经系统的损害，会有留下后遗症的可能性。

💜 对症按摩

宝宝仰卧位，施行以下手法

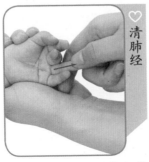

清肺经

● 操作方法：用拇指螺纹面自婴幼儿无名指第二指间关节横纹向指尖推末节螺纹面50~100次。

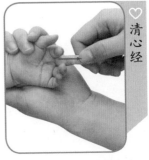

清心经

● 操作方法：用拇指指腹自婴幼儿中指根向指尖方向推中指末节螺纹面50~100次。

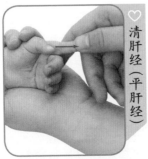

清肝经（平肝经）

● 操作方法：用拇指指腹自婴幼儿食指根向食指尖端推食指末节螺纹面50~100次。

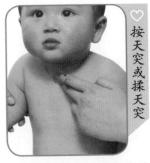

按天突或揉天突

● 操作方法：以中指指端按或揉婴幼儿天突穴（颈部当前正中线，胸骨上窝中央）50~100次。

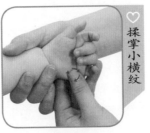

揉掌小横纹

● 操作方法：用拇指或中指按在婴幼儿掌小横纹处50~100次。

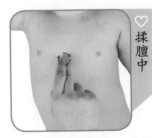

揉膻中

● 操作方法：用拇、食指或中指指腹于婴幼儿膻中穴揉50~100次。

宝宝俯卧位，施行以下手法

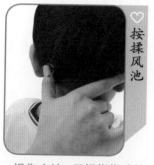

按揉风池

● 操作方法：用拇指指端按揉婴幼儿风池穴50~100次。

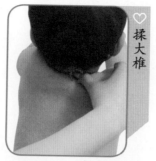

揉大椎

● 操作方法：用拇指或中指指腹揉婴幼儿大椎穴50~100次或3~5分钟。

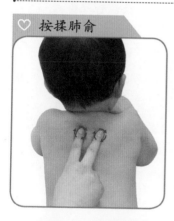

♡ 按揉肺俞

● 操作方法：用食、中二指指端在婴幼儿肺俞穴（第三胸椎棘突下旁开1.5寸）上回环揉50~100次。

如出现高热，宝宝仰卧或俯卧位，加以下手法

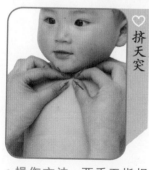

挤天突

● 操作方法：两手五指相对，自婴幼儿天突穴（颈部当前正中线，胸骨上窝中央）四周向中间挤捏3~5次或至局部发热充血为止。

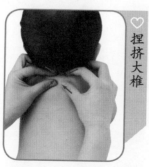

捏挤大椎

● 操作方法：婴幼儿取俯卧位或背坐位，按摩者以双手屈曲的食指及拇指捏挤婴幼儿大椎穴，至皮下轻度瘀血为止。

05〔新生儿低血糖〕

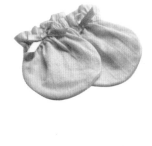

新生儿低血糖多发生在出生后2～3天内，一般发病时间越早，血糖水平越低；持续时间越长，越容易造成中枢神经系统永久性的不可逆损伤，故早发现和早处理至关重要。

大量科学研究表明，正常新生儿的血糖水平很低，肝糖原储备不足，出生后12小时就会消耗殆尽。新生儿脑的发育很快，需要消耗大量的葡萄糖，如来源不足或生成障碍，很容易导致低血糖。新生儿低血糖持续时间较长，将使中枢神经系统受到损害，造成成年后智力低下。

新生儿低血糖常出现在产后几小时到1周内，多是饥饿所致。其症状是：轻者面色苍白、出冷汗、哭闹不安、寻找奶头，重则抽风、昏迷。还有的宝宝面色一阵阵青紫、哭声微弱、呼吸增快或暂停、四肢瘫软无力。

一旦发现宝宝出现上述症状，应请医生及时补充葡萄糖，否则后果严重。

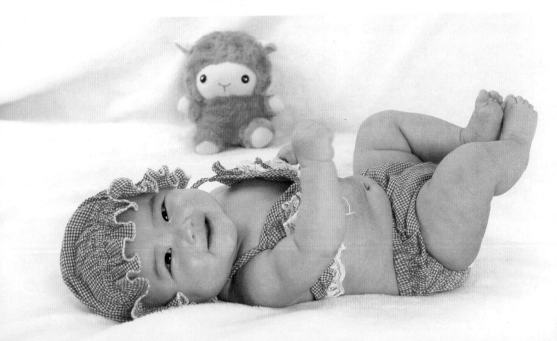

💗 了解病因

新生儿发生低血糖症的原因很多，早产儿因体内肝糖原的储存量小，而且肝糖原转为血糖的能力下降，如果出生后未及时补充则容易出现低血糖。这还与新生儿母乳不足、消化不良、调节血糖的激素分泌不足有关。患有溶血症、呼吸窘迫综合征的新生儿不能很好地进食，而机体内葡萄糖消耗量又比正常宝宝多，这种情况可导致发生低血糖。患有糖尿病的妇女所生的新生儿或新生儿患有半乳糖血症、糖原累积病等遗传性疾病，也会发生低血糖。

💗 观察症状

低血糖症多为暂时的，如反复发作需考虑糖原累积症、先天性垂体功能不全、胰高糖素缺乏和皮质醇缺乏等。父母要密切观察宝宝神志、哭声、呼吸、肌张力及抽搐情况，如发现呼吸暂停，立即给予拍背、弹足底等初步处理，并及时通知医生。如有缺氧情况发生，应该及时补氧，还要注意宝宝的保暖情况。

💗 防治护理

为防止新生儿低血糖的发生，在宝宝出生后6小时左右就应开始喂奶。如母乳不足，可喂葡萄糖或白糖水10～30毫升。

在新生儿生长期内都要重视低血糖的预防，科学喂养宝宝，以保证新生儿健康发育成长。

通常化验检查新生儿血糖水平低于2.2毫摩／升即为低血糖。脑组织无法储存葡萄糖，必须依靠血液源源不断地供给，一旦缺乏便会造成严重后果，轻则智力发育迟缓，重则可出现智力低下、白痴、脑性瘫痪等严重疾病。

☷ Attention

父母要确认这些 ❗

在日常生活中，如果宝宝出现以下情况，不要忘了可能发生低血糖。

☐ 反应低下：主要表现是不爱活动。随着日龄的增加，宝宝觉醒状态时间逐渐延长，清醒时，手足会不停地活动，面部表情也比较丰富。如果不是这样就要想到宝宝是否出问题了。

☐ 面色发白：新生儿面色总是红红的，即使肤色较白，也不会像大宝宝或成人那样。如果感觉宝宝面色不太对劲，要看看其他方面是否有异常，也可尝试喂奶，观察宝宝面色是否改善。

☐ 出汗：如果宝宝汗津津的，但面色却发白，要想到是否发生了低血糖，赶紧给宝宝喂奶或糖水。

☐ 吸吮无力：如果您感到宝宝吃奶无力时要想到低血糖的可能。

☐ 严重地出现嗜睡、阵发性青紫、震颤时，则需要带宝宝看医生。

06 〔新生儿败血症〕

　　新生儿败血症是致病性细菌侵入血液循环并在血液中生长繁殖，产生毒素引起的全身性感染。由于症状隐蔽，又缺乏快速的诊断方法，给早期诊断造成困难。父母应时刻警惕，一旦发现宝宝有任何异常，要及时就诊。

了解病因

　　母亲患感染性疾病时，某些细菌及其毒素可以通过胎盘传染给胎儿，此种情况多在出生后48小时内发病。

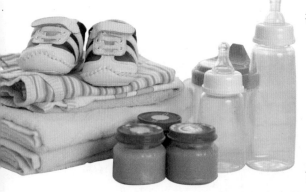

　　胎儿娩出时，由于母体胎膜早破、羊水污染、产程延长、助产过程消毒不严等，均可增加感染机会，而导致新生宝宝患败血症。

　　新生宝宝的皮肤、黏膜薄嫩，容易破损。未愈合的脐部是细菌入侵的门户。更主要的是，新生宝宝免疫功能低下，感染不易局限。当细菌从皮肤、黏膜进入血液循环后，极易向全身扩散而导致败血症。

　　新生宝宝反应能力低下，当有某些局部感染时，未被及时发现，如脐炎、口腔炎、皮肤小脓疱、脓头痱子、眼睑炎等，均可成为病灶。如不及时治疗，则可发展为败血症。

观察症状

　　新生儿败血症如果不能及时、彻底地治疗，可能导致高胆红素血症，甚至核黄疸及化脓性脑膜炎发生，这均可影响宝宝智力发育。因此，当宝宝有皮肤脓疱疹、脐部发红化脓或臀部皮疹、破溃等应到医院诊治。如果宝宝吃奶减少、嗜睡、哭闹不安、黄疸加重，出现腹胀、腹泻等应住院进行彻底的抗感染治疗，有效制止病情发展。

✔ 疾病的预防

· 注意保护孕妇健康，积极治疗感染性疾病，保持脐部卫生状态。

· 争取做到100%的无菌接生，注意对脐带的清洁消毒处理。

· 保护患儿的皮肤、黏膜的清洁，避免损伤。

· 严禁病人与新生宝宝接触，母亲发热亦须与宝宝适当隔离。

· 新生宝宝的衣服、被褥、尿布要保持干燥清洁，最好能暴晒或烫洗。

· 注意室内空气新鲜、流通，经常打开门窗通风换气，或用食醋每天熏2次。

✔ 疾病的治疗

抗菌疗法在病原体未明时，选用抗菌谱较广、兼顾革兰阳性和阴性菌的抗生素。血培养有结果后应根据细菌培养及药敏试验结果选用抗生素。严重感染可联合用药。应采用静脉途径供药。疗程视血培养结果、疗效、有无并发症而异，一般要7～14天，有并发症者应治疗3周以上。

支持疗法包括良好的护理和保暖，特别对早产儿、低出生体重儿更为重要；不能进食者，应予以静脉输液，保持酸碱平衡，若出现代谢性酸中毒应以碳酸氢钠纠正；还可视病情输给少量多次新鲜血或血浆、白蛋白，有条件的甚至可换血。同时也应补充维生素C、维生素E以增加机体抵抗力。

切断感染源。脐炎处理，脓肿消毒引流。

对症处理。如高胆红素血症处理等。

⛨ Attention

父母要确认这些 ❗

败血症一般表现为"三少"、"二不"、"一低下"。

☐ "三少"即少吃、少哭、少动。少吃是指吃奶明显减少或吸吮无力；少哭是指哭的次数减少或哭声低微；少动是指四肢活动减少，或全身软弱。正常新生宝宝屈肌张力高，表现为四肢屈曲，你将手指放在他的手心，他会紧紧抓住你的手指，而且四肢能自主出现活动。败血症的宝宝，你将他的上肢抬起后放下，他的上肢不是表现为屈曲明显的反应。

☐ "二不"即体温不正常及体重不增。体温不恒定，或发热，或温度35.5℃以下不升。败血症时宝宝手足发冷。体重不增是指新生宝宝出生后因败血症使体重没有正常增长。

☐ "一低下"即反应能力低下，或精神萎靡。正常新生宝宝在受到刺激时可做出适当反应，如微笑、注视、惊醒等，而败血症的宝宝则表现为反应能力低下、昏昏欲睡、精神差。

07 〔新生儿泪囊炎〕

新生儿泪囊炎是比较常见的眼病，表现为宝宝的眼睛经常会是泪汪汪的；在宝宝的眼睛里有许多脓性分泌物流出，有的是出生以后第一天就有症状，有的大概1周后或者一个月以后出现。一旦发现，要尽早治疗，因为长时间不治疗可导致结膜和角膜炎症，引起角膜溃疡，甚至发展为眼内炎症。

了解病因

正常的泪液由泪腺和副泪腺分泌后，一部分分布于眼球表面，以湿润和保护眼睛；一部分泪液被蒸发到空气中；还有一部分汇集于大眼角，再经一个管状结构进入鼻咽部。如果管状结构有堵塞，泪液不能正常进入鼻咽部，就会有过多的泪液积在眼睛里，眼睛就会水汪汪的。因泪液和泪囊内分泌物无法排出，细菌得以在泪道中储积和繁殖，继而可形成泪囊炎。

防治护理

如果宝宝被确诊为新生儿泪囊炎，家长也不要太着急，因为大多数的宝宝在6个月内泪道仍处于不断发育的阶段，可先采取保守治疗。一般是在局部用抗生素眼液，配合做大眼角皮肤（泪囊部）按摩，促进泪液往鼻泪管方向流动，每天做2～3次，病情较重者可增加至4～6次，每次1分钟。这样治疗一段时间后，薄膜就会自行破裂，泪道也就通畅了。如果经过一段时间按摩后，症状仍未缓解，可以去医院加压冲洗泪道，将薄膜冲破。

如果以上两种方法均无效，则可采用泪道探通术，用探针将薄膜刺破，使泪道通畅。但如果是骨性狭窄或鼻子畸形造成的泪道堵塞，就要考虑手术或者其他的方法来使泪道通畅了。

小贴士

▶ 新生儿泪囊炎患者，多数是由于刚出生的一段时间内，他们的鼻泪管下端还没有完全发育好，被一层先天性残膜封闭，或是被上皮细胞残屑阻塞，引起泪道阻塞。还有少部分患儿是由于鼻泪管骨性管腔狭窄或鼻部畸形引起的。因为新生儿泪囊炎是由于先天性的泪道发育不全所致，所以又叫作先天性泪囊炎。

❽〔新生儿产瘤〕

有些刚出生的宝宝头部可摸到一个肿起的小包块，这是因为宝宝的头通过母亲狭窄的产道时受到挤压，挤压的部位发生皮下血肿所致，医学上称为产瘤。

♥ 了解病因

新生儿产瘤往往发生在难产时，因需要用胎头吸引器或产钳助产，使新生儿受压部位的皮下形成血肿称为产瘤。如果受压部位的颅骨骨膜下的血管受破坏而出血形成包块，称为头颅血肿。产瘤和头颅血肿在新生的宝宝身上很常见。

♥ 防治护理

不论是产瘤还是头颅血肿都不需要做什么特别的处理，也不要揉按。只要每天注意观察包块大小的变化，同时还要观察宝宝胃口、活动力、脸部表情是否正常、生活作息有无异样，以便看医生时，提供第一手资料，有助于诊断与治疗。

头颅血肿吸收比较慢，切忌用针挑破，或用注射器去抽血液，这样反而会因带入细菌而发生感染，引起不良后果。一般经过一段时间就会自行痊愈。

另外，爸爸妈妈在护理过程中还要注意以下问题：

一定要确诊产瘤、头颅血肿有无颅内出血，因为颅内出血的后果是很严重的。

产瘤不会影响宝宝智力。因为这种出血仅仅发生在骨膜与颅骨之间，并非是颅内出血，也没有殃及脑细胞。

宝宝头颅变形也是暂时的，宝宝的骨质柔软，易变形也易恢复，所以父母不必为此而担忧。

有产瘤和头颅血肿的宝宝，个别情况下有可能发生感染或使宝宝黄疸加重，这时需要请医生诊断处理。

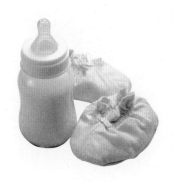

▓ Attention

父母要确认这些 ●

新生儿产瘤一般表现为以下症状：

☐ 宝宝出生在数天内头部的左侧或右侧会出现一圆形肿物，小如鸡蛋，大如鹅蛋，肿块超过骨缝，用手按压有凹陷，这就是产瘤，也称头皮水肿。

☐ 有的宝宝头部摸到的小包块，用手按压无凹陷，不超过骨缝。

09 〔新生儿尿布皮炎〕

新生儿尿布皮炎是指尿布覆盖部位的皮肤因沾染大小便、汗水及皂粒未清净的潮湿尿布，经常摩擦皮肤，引起臀部皮肤损伤。本病多见于尿布更换不勤或腹泻的新生儿。

✔ 了解病因

尿布皮炎民间则称之为"红屁股"。它的发生与下列原因有关：尿布上的洗涤剂没有漂洗干净，刺激皮肤引起反应；尿布脏了未及时更换，大便或尿液中的细菌分解尿素，产生氨。氨是一种碱性物质，对皮肤有很大的刺激性；宝宝腹泻时，大便中含有的酸质对皮肤刺激也可致尿布皮炎；霉菌引起的霉菌性皮炎。

✔ 防治护理

一旦宝宝得了尿布皮炎，要及时更换尿布，并用小毛巾浸温水将臀部进行清洗，轻轻吸干臀部水分，然后打开药膏盖，用棉签蘸上药膏，贴在皮肤上轻轻滚动，均匀涂药，涂药膏时，不可用棉签上下涂刷，以免疼痛和脱皮。最后再换上清洁尿布，一旦发现尿布皮炎，禁用肥皂清洗臀部。

尿布皮炎完全可以预防：注意勤换尿布，尿布的原料应用细软、无色、吸湿力强的棉布。清洗尿布时一定要将肥皂或洗衣粉洗净，最好能将洗过的尿布用沸水烫一下，然后在太阳下晒干，冬天或阴雨天可烤干。在垫尿布时不要用塑料布包，以免透气不好，导致尿布皮炎。同时宝宝大便后要用清水洗净臀部，轻轻揩干，扑粉，保持皮肤干燥。天气暖和而宝宝又无病时，可适当将其臀部暴露在空气中，每天1～2小时。这样，既可保持臀部的干燥，又能防止尿布皮炎的发生。

⋔ Attention

父母要确认这些 ●

新生儿尿布炎症常表现为以下症状：

☐ 宝宝皮肤首先发红、粗糙，有细小鳞屑。

☐ 继而为斑丘疹或疱疹，偶可有针尖样小脓疱，重者有糜烂、渗液，甚至溃疡，这种情况更有利于细菌或念珠菌的感染。病变常位于尿布覆盖部位，可向外蔓延至腹壁、大腿等处。

☐ 宝宝蜷曲睡眠时，足跟长时间紧贴湿热尿布，亦可得皮炎。

☐ 腹股沟、臀沟等皮肤褶缝处，因两面皮肤紧贴，不接触尿布，无皮炎发生。

⑩〔新生儿皮下坏疽〕

新生儿皮下坏疽是新生儿时期一种特有的常见的皮下感染，以冬季发病较多，北方寒冷地区发病率较高，可见发病与气候及衣着等有关。

防治护理

做好预防工作，防止发生及早期就诊是家庭护理皮下坏疽的要点：

• 室内一天通风2～3次，避免对流风，清洁地面时以湿式擦扫为主。

• 注意新生儿的皮肤清洁，勤换尿布，便后用温水冲洗擦干，并涂鞣酸软膏，防止红臀。

• 新生儿衣服要宽大、柔软，尿布以易吸水、质软为宜，以防摩擦损伤新生儿娇嫩皮肤。

• 在寒冷季节应做好新生儿保暖措施，睡时要注意更换体位，以防冻伤或压伤而致皮肤抵抗力下降。

• 护理新生儿前，护理者要先洗手，修剪指甲，动作要轻柔，以防不慎划破皮肤而增加感染机会。

• 宝宝如果得了皮下坏疽后实行切开引流术，护理的父母要特别注意保持创面及其周围皮肤的清洁干燥，并每天换药1次。便后及时更换尿布，防止大便污染；宝宝用的床单及皮肤要保持清洁。病情严重者应住院抢救治疗。

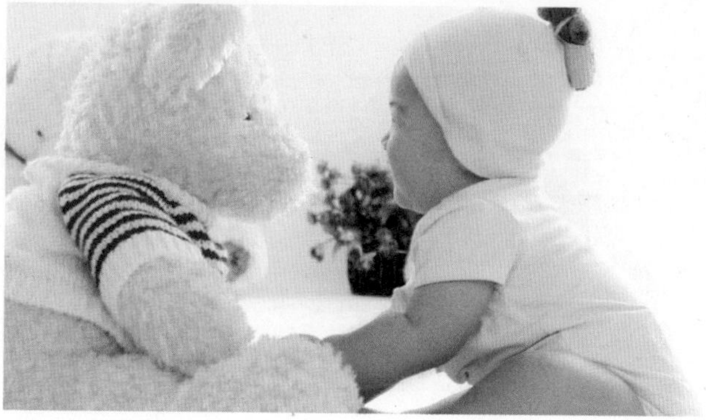

Attention

父母要确认这些！

新生儿皮下坏疽常表现为以下症状：

□宝宝首先表现为发热、哭闹和拒食，甚至有昏睡现象。

□开始，局部皮肤发红，稍有肿胀，界限不清；按病变部位，可以感到质地较坚，发红皮肤受压后颜色变白。

□在数小时内，病变即可迅速扩展，皮肤变软，中央部位颜色转为暗红。由于皮下组织液化而形成的脓液不多，触诊有皮肤下空虚、皮肤漂浮的感觉。但脓液积聚较多时，也可出现“波动”。

□最后，因皮肤和皮下的血管内血栓形成，皮肤出现坏死。在一部分病儿，局部皮肤出现多个水泡，并逐渐融合，内容物转为血性液体；中央部皮肤变黑，出现逐渐增大的坏死区。

□晚期皮肤呈紫色坏死而脱落。体质较强的新生儿，病变形成局限性脓肿。宝宝可伴有全身感染的中毒症状。

⑪〔新生儿肛门感染〕

新生儿肛门周围感染是新生儿期较常见的疾病，由于临床表现不明显，往往被忽略，如果处理不当，很容易形成肛瘘。

💙 了解病因

由于宝宝肛门括约肌较松弛，肛门与直肠黏膜容易脱出，又因新生儿大便不成形，易患消化不良或肠炎，如不精心护理，肛门内隐窝处很易被尿布摩擦致伤，从而引起肛周围感染致脓肿、溃疡后形成肛瘘。

💙 防治护理

为预防新生儿肛周脓肿的发生，应做到在新生儿便后用温水清洗肛门，尤其在腹泻后臀部已经发红时，更要冲洗肛门，要用清洁软布轻轻擦干，保持臀部的清洁干燥，切不能用硬布类或其他不洁的物品擦之。

新手父母应选择尿布质地柔软且吸水性强的新棉布，或选用一次性"尿不湿"。给宝宝擦肛门不要用尿布，更不可用力。

如果发现有硬结，应进行温水浴或热敷，促进吸收。若已形成脓肿要及时到医院诊治。

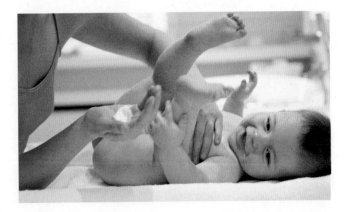

👑 Attention

父母要确认这些 ❗

如若男孩或女孩发生肛瘘，其临床表现各有不同。

☐ 男宝宝肛门发炎后红肿疼痛，形成脓肿后肛周皮肤肿胀光亮，中心软化、破溃后流出脓液而形成肛瘘，腹泻时大便从瘘管口流出。反复发炎、脓肿破溃则成为慢性肛瘘。

☐ 女宝宝发病急，外阴红肿，破溃后大便从阴道口处女膜外部位的瘘口排出，头3天大便几乎全从阴道口排出来，肛门反而不排便。大约10天，肛门才逐渐恢复排便，随着阴道排便的减少，肛瘘周围炎症随之消退。但女孩的肛瘘不会自动愈合，以后遇到腹泻时仍可从瘘口漏出粪便。

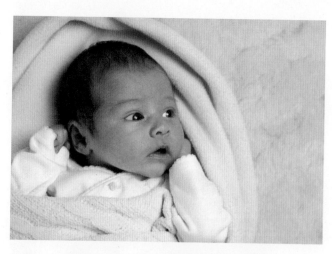

⑫〔新生儿硬肿症〕

新生儿硬肿症指新生儿期由多种原因引起的皮肤和皮下脂肪变硬，伴有水肿、低体温的临床综合征。单纯由寒冷引起的又称新生儿寒冷损伤综合征，重症出现多器官功能损害。

💛防治护理

患硬肿症的宝宝最好在医院治疗。护理硬肿症的宝宝首先要做的就是恢复体温，使宝宝体温不低于35℃，一般病情较轻的宝宝，可放置在26～28℃室温中，用已烘热的棉被、衣服和尿布，外置60℃热水袋，使其逐渐复温。

体温恢复后的宝宝需要补充足够的能量，保证热量供给。体温恢复至34℃以上时，可开始喂奶，吸吮力弱的可用滴管喂奶或鼻饲，吸吮力增加后用小孔奶头试喂，无青紫发憋可逐渐加奶量，不能吃奶的宝宝应从静脉给予营养液。

宝宝因硬肿肢体活动受限，所以要给宝宝勤翻身，以防局部压伤。

注意观察病情变化。重症宝宝可出现休克、肺出血等严重并发症而致死亡，需及时到医院抢救治疗。

ᗰᗰᗰ Attention

父母要确认这些 ❗

新生儿硬肿症的主要症状表现为体温不升、皮肤硬肿和器官功能损害：

☐ 体温不升：体温过低，全身或肢端凉，体温常在35℃以下，体温过低分产热良好与产热衰竭两种情况。产热良好者腋温高于肛温，大多病程短，硬肿面积小，属于轻型。产热衰竭者，腋温低于肛温，病程长，硬肿面积大，伴有多脏器功能衰竭，属于重型。

☐ 皮肤硬肿：包括皮脂硬化和水肿两种情况。皮肤变硬，皮肤紧贴皮下组织不能提起。严重时肢体僵硬，不能活动，触之如硬橡皮样。皮肤呈暗红色或苍黄色，可伴水肿，指压呈凹陷性。

☐ 器官功能损害：轻者，器官功能低下，表现为不吃、不哭、反应低下、心率慢或心电图及血生化异常；重者，多器官功能衰竭，可发生休克、心力衰竭、肾功能衰竭及肺出血等。

⓭〔新生儿肝炎〕

　　新生儿肝炎多与母亲病毒感染有关，起病于满月之内，多数由病毒引起，特别是乙型肝炎病毒是十分重要的病原。目前尚有许多新生儿肝炎病因未明。

♥ 了解病因

　　•感染因素：可由甲、乙型肝炎病毒，单纯疱疹病毒，风疹病毒等引起；还有细菌感染所致的中毒性肝炎；还可能是弓形体原虫、梅毒螺旋体等引起。

　　•胆汁排泄障碍：可由肝脏内外胆管发育不全、胆汁黏稠、肝脏或胆管肿物等引起。

　　•家族中遗传代谢性缺陷病。

♥ 防治护理

　　乙型肝炎病毒可以通过胎盘渗到胎儿的血液中，使胎儿也易患病，如果验血结果表现为澳抗阳性，这种肝炎是有传染性的，食具、衣物均要隔离，因此，孕妇有乙型肝炎时应该及时检查新生儿是否亦存在乙型肝炎，以便做好隔离工作。

　　得肝炎的宝宝的房间要定时开窗，保持空气流通，如果宝宝得的是传染性肝炎，最好把房间隔离成污染区和清洁区。患儿只能在污染区活动，他的一切物品必须经过消毒处理后才能进入清洁区。隔离的时候从发病日起，一般为30天，如果宝宝肝功能仍未恢复正常，可适当延长。

　　父母在新生儿出生2周后应注意宝宝的皮肤、巩膜是否出现黄疸，大便的颜色，吃奶情况，如果宝宝胃口不好，精神差，皮肤变黄，大便颜色变浅黄或灰白色，应及时到医院就诊，诊断为新生儿肝炎综合征后及时治疗，按时服药，给予高糖高维生素饮食，要争取喂哺母乳，注意维持体温，避免着凉，防止上呼吸道感染。

⋔ Attention

父母要确认这些❗

新生儿肝炎常出现以下症状：

☐ 出生数天至数周内出现黄疸，持续时间较长。

☐ 伴有食欲下降、恶心、呕吐、消化不良、体重不增等症状。

☐ 大便颜色变浅，严重时可呈灰白色，但有时浅、有时深的动态变化。

☐ 尿色深黄。

☐ 肝脏轻度至中度肿大，质稍硬。

☐ 少数脾脏亦大。

父母要每天注意患儿的病情变化，如患儿精神很差、黄疸不断加深、食欲锐减、鼻出血以及时而烦躁不安、时而嗜睡或出现不易控制的狂躁情绪，很可能是进入肝昏迷前期，应及早送医院治疗。

应遵医嘱，每1～2个月复查1次肝功能等有关检查。经过耐心喂养和护理，一般4～6周就会痊愈。

⓮〔新生儿化脓性脑膜炎〕

新生儿化脓性脑膜炎是新生儿受细菌感染后，细菌先侵入血液，之后通过血液循环到达脑膜引起脑膜的炎症，是一种常见的危及新生儿生命的疾病。

💛 防治护理

新生儿化脓性脑膜炎死亡率高，后遗症多，因此应以预防为主。新生儿化脓性脑膜炎大多由于产前其母患有严重的细菌感染，所以每个孕妇均应做好产前保健，避免感冒等发热性疾病。生产过程中，接生人员的双手及接生用具应严格消毒。产后应注意新生儿皮肤护理，防止脐部被水或尿液浸湿，浸湿后要及时消毒处理。宝宝啼哭时不要让泪水流入外耳道，如流入应及时处理。另外，要注意宝宝与有感染的人员隔离，不要到公共场所，减少感染机会。一旦发现有感染应迅速治疗。其次是进行合理喂养，以增强新生儿抵抗力。父母在护理患病的宝宝时，要严密观察宝宝的体温、精神状态，如嗜睡、抽搐等，及时与医生联系。

由于新生儿血脑屏障功能不健全，在败血症感染的情况下，病菌很容易通过血脑屏障发生化脓性脑膜炎。所以要严防败血症并发新生儿化脓性脑膜炎。

〰 Attention

父母要确认这些❗

新生儿化脓性脑膜炎常表现以下症状：

☐ 早期常出现哭声改变、尖叫、易激惹、易惊，随即哭声变弱，甚至不哭转为嗜睡。

☐ 吐奶（为喷射性呕吐）、头后背发直、两眼凝视或斜视、全身伴有抽搐等症状。

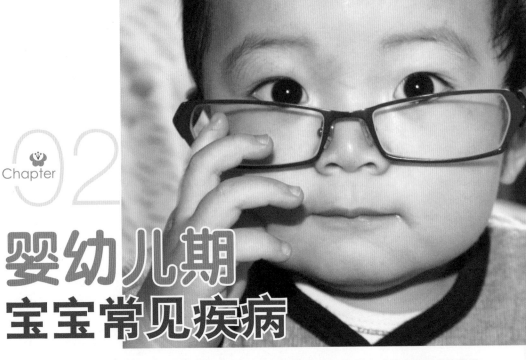

Chapter 02

婴幼儿期
宝宝常见疾病

婴幼儿期是宝宝发育成长最迅速的时期。爸爸妈妈要注意婴儿身体和精神的发育是否异常。另外，还要注意作为发育基础的营养是否充足。这个时期的疾病，常见的有感冒、支气管炎、哮喘、手足口病、水痘、湿疹等。

01〔感冒〕

感冒是上呼吸道感染的俗称，为宝宝最常见的疾病，多发于宝宝6个月后，一年四季均可发生，尤其多见于季节变换时。

了解病因

宝宝易患的感冒有三种，即暑热感冒、风寒感冒和风热感冒。

暑热感冒也被称为"肠胃型感冒"，是婴幼儿夏季经常出现的一种病症。

风寒感冒是指宝宝在被风吹或受凉所引起的感冒症状，多发生在秋冬时节。

风热感冒也是婴幼儿常见的一种疾病，四季均可发生，春季更为多见，多由气候突变、寒暖失调所致。

▼ 观察症状

宝宝得了感冒，最初的症状就是红润的小脸不那么红润了，或不像平时那么爱笑了，睡觉也不踏实，爱哭，吃奶或吃饭不香。感冒的宝宝一般会出现鼻塞、流涕、打喷嚏的症状，有时还会轻咳，严重的话，还会出现发热、呕吐、腹泻等症状。

▼ 防治护理

爸爸妈妈要悉心护理好感冒的宝宝，并注意平时生活中的预防措施，主要有以下注意事项：

• 预防为主：为了预防宝宝感冒，天气变化时，爸爸妈妈要适时给宝宝添减衣服，避免受凉；尽量不要带宝宝到公共场所、流动人口较多的地方去，如超市、车站、电影院等，以免被传染上感冒；如家中大人感冒，需戴口罩，并尽可能与宝宝少接触；每天不定期开窗通风，保持家中空气流通。

• 充分休息：对于感冒患儿，良好的休息是至关重要的，尽量让宝宝多睡一会儿，减少户外活动。

• 让宝宝睡得更舒服：如果宝宝鼻子堵了，爸爸妈妈可以在孩子的枕头底下垫上一两块毛巾，头部稍稍抬高能缓解鼻塞。但千万不要让两岁以下的宝宝直接睡在枕头上，这样很容易引起窒息或损伤颈椎。

• 保持空气流通与湿润：即使是宝宝生病了，也要每天开窗通风，让室内拥有充足的新鲜空气。一般情况下，在冬季也要保证每天通风两次，每次30分钟。在通风时，不要让风直吹宝宝。爸爸妈妈可以用加湿器增加宝宝居室的湿度，尤其是夜晚能帮助宝宝更顺畅地呼吸。

ᗑ Attention

父母要确认这些 ❗

宝宝一旦出现以下情况之一，爸爸妈妈要立即带他去医院：

☐ 发热超过37.5℃。

☐ 发热持续72小时。

☐ 耳痛。

☐ 易激惹或冷漠。

☐ 喘息、呼吸困难或者呼吸急促。

☐ 咽痛加重。

☐ 嗜睡或难以唤醒。

☐ 鼻子下部的皮肤由于反复搞鼻子发生皲裂并结痂。

☐ 鼻腔分泌物变成绿色或是脓样。

• 宝宝流鼻涕时，要选用柔软的纸为宝宝擦，而且动作要轻柔。如果是鼻塞，父母可选用一些滴鼻剂，能起到通气、软化鼻痂的作用。

• 为宝宝做个蒸汽浴：父母带上宝宝一起去浴室，打开热水开关或淋浴器，关上门，让宝宝在充满蒸汽的房子里待上15分钟，宝宝的鼻塞就会有好转。

• 由于感冒多由病毒引起，治疗上要以抗病毒为主，爸爸妈妈可在医生指导下选用一些适合宝宝的中成药，不要为宝宝滥用抗生素。

• 如果宝宝发热至38.5℃时，爸爸妈妈可采用物理降温法，用冷水毛巾敷宝宝前额，也可采用温水浴。

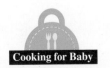

Cooking for Baby

对症食疗

宝宝感冒后，爸爸妈妈要照顾好宝宝的饮食：

● 让宝宝多喝一点水，充足的水分能使宝宝鼻腔的分泌物稀薄一点，容易清洁。

● 让宝宝多吃一些含维生素C丰富的水果和果汁。

● 尽量少让宝宝吃奶制品，因为奶制品可增加黏液的分泌。

● 爸爸妈妈可为宝宝选用清淡的饮食，如稀粥、蛋羹等。

萝卜生姜汁 ①

♥ 原料
白萝卜250克，生姜15克，白糖适量。

♥ 做法
1 白萝卜、生姜分别洗净，白萝卜切块，生姜切片。

2 白萝卜块、生姜片放入榨汁机中榨汁。

3 榨好的汁过滤，加入白糖调味即可饮服。

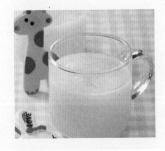

香菜豆腐鱼头汤 ②

♥ 原料
淡豆豉30克，草鱼头400克，豆腐250克，植物油、香菜末、葱花、盐各适量。

♥ 做法
1 将淡豆豉、草鱼头分别洗净；豆腐用清水浸泡30分钟左右，捞出，洗净，切片。

2 煲锅置火上，加入植物油烧热，将草鱼头和豆腐片放入煲锅中煎，再放入淡豆豉，加入适量清水，用大火烧沸，转小火炖30分钟左右。

3 将香菜末、葱花放入煲锅中煮沸，2分钟后关火，加入盐调味即可。

清热荷叶粥 ③

♥ 原料
鲜荷叶5克（也可用干荷叶泡发），大米50克，白糖适量。

♥ 做法
1 将鲜荷叶洗净，切末备用；大米洗净备用。

2 砂锅内加入适量清水，放入荷叶末煎汁，将汁沥出备用。

3 清水锅中放入大米大火烧沸，再用小火熬煮，待粥将好时再倒入荷叶汁，加入白糖调味即可。

💙 对症按摩

婴幼儿由家长扶抱或俯卧位，施行以下手法

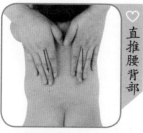

直推腰背部

●**操作方法**：用手掌沿婴幼儿脊柱两侧膀胱经推搓背部、腰部。

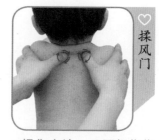

揉风门

●**操作方法**：用两拇指指端分别揉婴幼儿风门穴50~100次。

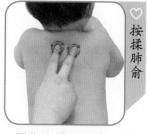

按揉肺俞

●**操作方法**：用食、中二指指端在婴幼儿肺俞穴上回环揉50~100次。

婴幼儿取坐位或仰卧位，施行以下手法

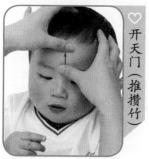

开天门（推攒竹）

●**操作方法**：用两拇指指腹自婴幼儿两眉连线中点自下往上直推至前发际处，两拇指交替推30~50次。

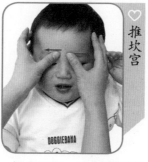

推坎宫

●**操作方法**：用两拇指指端的桡侧，自婴幼儿眉头向眉梢做直线分推，抹到太阳穴处50~100次。

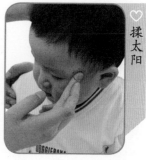

揉太阳

●**操作方法**：用中指指端按揉婴幼儿太阳穴50~100次。向眼方向揉为补，向耳方向揉为泻。

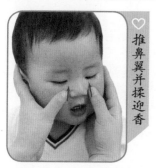

推鼻翼并揉迎香

●**操作方法**：以双手拇指推婴幼儿鼻翼两侧并揉迎香穴50~100次。

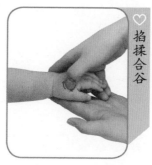

掐揉合谷

●**操作方法**：用拇指指甲重掐并揉婴幼儿合谷穴3~5次。

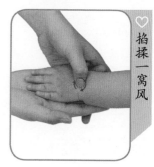

掐揉一窝风

●**操作方法**：用拇指或中指指端掐揉婴幼儿一窝风穴3~5次。

02〔流行性腮腺炎〕

流行性腮腺炎俗称"痄腮"，宝宝患病一次后，通常可获得终身免疫，很少再患第二次。

♥ 了解病因

流行性腮腺炎是腮腺炎病毒侵犯了口腔中的腮腺而引起的一种急性呼吸道传染病，主要发病于冬、春季节。这种病传染性很强，病毒可通过唾液飞沫和直接接触传染。

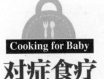

Cooking for Baby

对症食疗

● 多给宝宝吃流食或半流食，如稀粥、软面条、水果泥或水果汁等。

● 多给宝宝吃有清热解毒作用的食物，如绿豆汤、藕粉、白菜汤、萝卜汤等。

● 多给宝宝饮温开水、淡盐水，保证充足的水分，以促进腮腺管管口炎症的消退。

● 忌进食酸性食物和饮料，以防增加腮腺的分泌，使疼痛加剧；忌吃鱼、虾、蟹等发物；忌吃不易咀嚼碎的食物。

绿豆粥 ①

♥ 原料

大米100克，绿豆50克，冰糖适量。

♥ 做法

1 绿豆洗净，用清水浸泡1小时；大米洗净，用清水浸泡30分钟。

2 煲锅置火上，加入适量清水，放入绿豆、大米，先用大火烧沸，再转小火熬煮成粥，加入冰糖搅拌均匀即可。

妈 妈 喂 养 经

绿豆不宜煮得过烂，以免使有机酸和维生素遭到破坏，降低清热解毒功效。

黄花粥 ②

♥ 原料

黄花菜、大米各50克，盐适量。

♥ 做法

1 黄花菜泡发，洗净，放入沸水锅中焯烫，切成末；大米淘洗干净。

2 煲锅置火上，放入大米，加入适量清水，大火烧沸后再放入黄花菜末煮沸，转小火煮至成粥，加入盐调味即可。

妈 妈 喂 养 经

黄花粥清热、消肿、利尿、养血平肝，主治流行性腮腺炎。

冰糖蒸鸭蛋 ③

♥ 原料

鸭蛋1个，冰糖适量。

♥ 做法

1 冰糖放入碗中，加入适量沸水溶化，水凉后，将鸭蛋打入碗中，搅拌均匀。

2 蒸锅置火上，加入适量清水，将碗放在屉上，隔水蒸熟即可。

妈 妈 喂 养 经

此菜有清热解毒、健脾开胃的食疗作用，妈妈可以让患腮腺炎的宝宝在三餐之间适当食用。

防治护理

接种流行性腮腺炎活疫苗可对宝宝起到良好的保护作用。当前中国卫生部批准使用的流行性腮腺炎疫苗有三种：冻干流行性腮腺炎活疫苗，麻疹、腮腺炎混合疫苗，以及麻疹、腮腺炎、风疹混合疫苗。冻干流行性腮腺炎活疫苗在宝宝满8个月时就可接种。在宝宝的上臂外侧三角肌附着处进行皮下注射，接种后反应轻微，少数宝宝可在接种后6～10天有发热，不超过2天而自愈，不需要任何处理，接种的局部一般无不良反应。

03 〔哮喘〕

哮喘属于过敏性疾病，往往由花粉等刺激物或呼吸道病毒感染所引发。哮喘是一种慢性疾病，需要与医生很好地配合并长期地治疗。

了解病因

哮喘是婴幼儿常见的一种呼吸道疾病，多见于春秋季节。中医认为本病的发生与肺、脾、肾三脏不足有关，此为该病的内在因素；气候突变、寒温失宜、饮食不当等为本病的诱发因素。哮喘是由于外来因素作用于内在因素而发病。素有特异体质的婴幼儿，对某些刺激特别敏感，如外来风寒或饮食不当、过食生冷或咸酸食物等，常可导致哮喘发作。

观察症状

宝宝哮喘发作时，一般表现为通往肺的小气道痉挛、阻塞和狭窄，由于气道的感染和肿胀引起喘息，会从胸部而非喉咙深部发出高频激烈的声音。同时，宝宝胸部会有压迫感，伴有咳嗽、呼吸困难等症状。

Attention

父母要确认这些!

宝宝被腮腺炎病毒感染后，经过2~3周的潜伏期才出现不适症状。

☐ 大多数患病宝宝，以耳下肿大和疼痛为最早出现的表现。

☐ 少数患病宝宝，表现为在腮腺肿大的1~2天前，出现发烧、头痛、呕吐、食欲不佳等全身不适症状，继而出现一边或两边耳下的疼痛，即腮腺肿起来。

☐ 肿大的腮腺以耳垂为中心，逐渐向周围扩大，边缘不清，皮肤表面也不红肿，但摸上去却有些发热，伴有疼痛和弹性感。由于张嘴时有疼痛感，所以宝宝不愿进食。

☐ 腮腺肿大在2~3天时达到高峰，一般持续4~5天会逐渐消退，全身不适症状也随之减轻，整个发病过程为1~2周。

☐ 一般来讲，腮腺炎患儿都能顺利康复，但有少数宝宝会出现并发症。

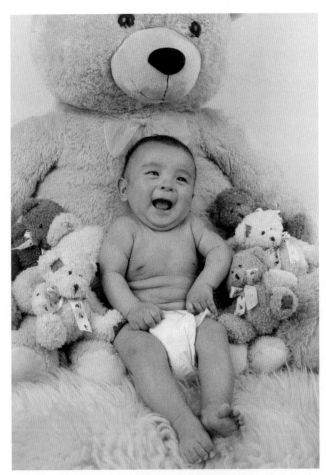

Attention

父母要确认这些❗

宝宝一旦出现以下情况之一，爸爸妈妈要立即带他去医院：

☐ 高热超过37.5℃，持续超过24小时。

☐ 喘息或呼吸困难。

☐ 脱水的征象（嘴唇开裂、无泪、尿少或嗜睡、易激惹）。

☐ 由于呼吸急促导致不能说话。

☐ 不能耐受药物。

☐ 痰的颜色从白色变为黄色或绿色。

☐ 皮肤、嘴唇或牙床变成蓝色或漆黑。

☐ 不能得到很好的休息。

☐ 咳嗽。

☐ 睡眠过多。

☐ 在进行家庭治疗24小时后没有好转的迹象。

❤ 防治护理

爸爸妈妈在护理患了哮喘的宝宝时，要根据病情的严重程度来采取不同的办法。对于哮喘急性发作的宝宝，爸爸妈妈要做到：

抱住或轻轻摇动孩子，使他保持冷静，因为紧张也会引起气道的痉挛。同时让他在你的控制范围之内活动，在咨询医生前，不要给孩子服用任何止咳剂。

对于哮喘一般发作的宝宝，爸爸妈妈要做到：

试找找哮喘发作的诱因。在哮喘发作时记录日记，孩子做了什么，吃了什么，在什么地方停留过。这些记录可以帮助你找到过敏原。保持家的洁净，特别是孩子的卧室，从而减少过敏原。

在接触冷空气前，用围巾保护好孩子的鼻子和嘴巴，这样孩子吸入的就是较为温暖的空气，降低哮喘的发作率。

在尘土飞扬的季节，爸爸妈妈要注意减少落在枕头上的刺激物，避免孩子在睡眠时进一步吸入。

下面介绍几种减少尘土的方法：

·用塑料制品遮盖孩子的床垫和枕头，避免褶皱中藏有尘螨。

·使用合成原料制成的枕头填充物，不要用羽毛制品。

·用热水每周清洗床罩和床上用品，并消毒。

·不要把床罩等物悬挂在户外晾干，灰尘会聚集在上面。

·每周使用吸尘器清理房间，减少皮屑、真菌、尘螨的总量。

·房间内尽量不要用窗帘，用遮阳板即可。

·了解家中宠物有无成为过敏原的危险。

·定期更换暖气和空调的过滤网。

宝宝患了哮喘，需要运用综合疗法进行治疗。包括通过口腔或吸入给药的处方药物，喷雾疗法（喷雾疗法指的是使用一种能够将药物液化并吸入气道的仪器进行的治疗方法）和避免与可能引发哮喘的刺激物接触。

避免与可能引发哮喘的刺激原接触，其中包括：

·上呼吸道感染或支气管炎。

·暴露在过敏原下，如灰尘、真菌、动物毛发、尘螨、烟雾。

·食用特定食物，或服用了特定药物。

·激烈运动。

·吸入冷空气。

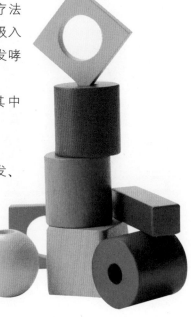

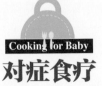

在宝宝哮喘发作期间，水分供给非常重要，少量多次易于被孩子所接受，如果孩子在1~2天内没有摄入什么固体食物，爸爸妈妈不要太过担忧，相比而言，足够的水分更加重要：爸爸妈妈要鼓励孩子多进食液体；温热的液体所起的效果远远比冷的效果好。

冰糖白果饮 ①

♥ 原料
白果仁10克，冰糖适量。

♥ 做法
1 白果仁去壳，洗净，风干。

2 平底锅置火上，放入白果仁，用小火炒熟。

3 将白果仁和冰糖一起用搅拌机打碎，用沸水冲泡饮服即可。

杏梨枇杷饮 ②

♥ 原料
甜杏仁10克，大鸭梨1个，枇杷叶10克，冰糖适量。

♥ 做法
1 甜杏仁、大鸭梨、枇杷叶用清水洗净；杏仁去皮尖，捣碎；梨去皮、核，切块；枇杷叶去毛，在火上烤干。

2 砂锅置火上，加入适量清水，放入杏仁末、鸭梨块、枇杷叶大火烧沸，转小火煎30分钟左右。

3 去渣留汁，调入冰糖即可。

南瓜红枣泥 ③

♥ 原料
南瓜300克，红枣20颗，红糖适量。

♥ 做法
1 南瓜去皮、瓤，用清水洗净，切块；红枣去核，用清水洗净。

2 砂锅置火上，加入适量清水，放入南瓜块、红枣以大火煮沸，再用小火煮至南瓜、红枣成泥，放入红糖搅匀即可。

♥ 对症按摩

婴幼儿仰卧位，施行以下手法

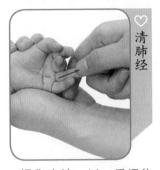

清肺经

● 操作方法：以一手握住婴幼儿的手，使其掌心向上，以另一手拇指螺纹面自婴幼儿无名指第二指间关节横纹向指尖推其末节螺纹面50~100次。

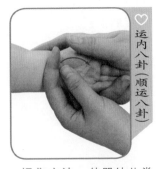

运内八卦（顺运八卦）

● 操作方法：使婴幼儿掌心向上，以婴幼儿掌心为圆心，从圆心至中指根横纹2/3处半径所作圆周，以另一手拇指做顺时针方向按揉，左右各50~100次。

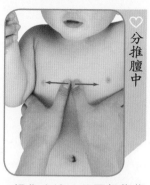

分推膻中

● 操作方法：用两拇指指腹，自婴幼儿膻中穴向两旁分推至乳头50~100次。

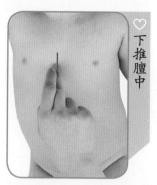

下推膻中

● 操作方法：用食、中指指腹，自胸骨切迹向下推至剑突，反复50~100次。

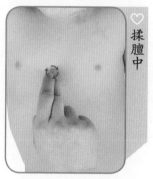

揉膻中

● 操作方法：用拇、食指或中指指腹于婴幼儿膻中穴揉50~100次。

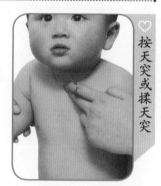

按天突或揉天突

● 操作方法：用中指指端按或揉婴幼儿天突穴50~100次。

婴幼儿取坐位，施行以下手法

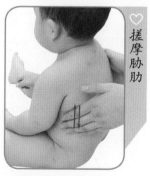

搓摩胁肋

● 操作方法：用两掌从婴幼儿腋和胁下搓摩至天枢穴处50~100次。

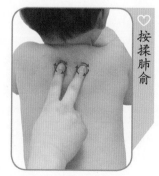

按揉肺俞

● 操作方法：用食、中二指端在婴幼儿肺俞穴上回环揉50~100次。

04 〔湿疹〕

　　湿疹是常见的皮肤敏感现象，常见的湿疹属于一种过敏性皮炎，多发于2~3个月的婴儿，或者是4~6个月，当宝宝开始食用流食时。宝宝患过敏性皮炎的同时伴有其他的过敏症状，如哮喘或者发烧等，都是常见的反应。

了解病因

　　湿疹的病因目前尚不清楚，但过敏体质以及精神受刺激、神经过度紧张的婴幼儿容易患湿疹。还有人认为宝宝是否易患湿疹和遗传有关。多数的宝宝在3岁的时候会摆脱过敏性皮炎的困扰，但是和其他的过敏情况一样，可能会陪伴孩子的一生。

　　常见的致敏因素有：

· 食物，包括奶制品、蛋、小麦。

· 皮肤刺激，包括羊毛、衣物清洗剂，或者动物毛发。

观察症状

　　一般宝宝湿疹是成片的、红色的、又密又粗糙的鳞状皮肤。症状轻时一般是浅红色或淡粉色，严重时是深红色，通常很痒。有的宝宝外耳道长了湿疹，常痒得用手抓小耳朵，抓挠后有抓痕和液体渗出。面颊、前额是湿疹最常见的部位。但宝宝年龄不同，湿疹常发生的部位也不同。对于1岁以内的宝宝，湿疹无处不在，它会发生于全身各处，肩膀、胳膊、胸部等都是湿疹喜欢的落脚点。

防治护理

　　宝宝皮肤出现湿疹，爸爸妈妈精心的护理不但能防止并发症的发生，还会减轻症状。

· 洗澡会让皮肤变得干燥，所以要减少洗澡的

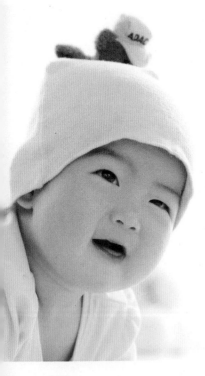

次数。给宝宝洗澡时，在水中添加不含香精的婴儿油。湿疹对肥皂非常敏感，应少用肥皂，而且尽量让宝宝使用没有香精的温和肥皂。

·坚持在洗澡之后为宝宝涂油性较大的润肤乳（比如凡士林），这样可以使他的皮肤柔软，防止皮肤干燥，减轻瘙痒。避免使用含有酒精的护肤品，这些护肤品会让皮肤更加干燥，而且会让湿疹更加严重。很多润肤乳液中都含有酒精成分，因此你应该仔细阅读产品的标签。

·修剪宝宝的手指甲和脚趾甲，防止他因为瘙痒而抓破皮肤。宝宝可能在睡觉的时候不知不觉地抓挠皮肤，可以在这时候给他戴上纯棉的手套。

·宝宝穿的贴身衣物要尽量用纯棉的。

·不要给宝宝穿过多的衣服，过多的衣服会让宝宝出汗，使瘙痒更加严重。

·使用婴儿专用的洗涤剂来洗涤宝宝的衣物，洗后要用清水多浸洗几次，彻底将残留的洗涤剂洗净。

·检查宝宝在48小时内有没有吃什么新的食物或者药物。

·尽量让宝宝远离有刺激的物品，如宠物、羽毛枕头、羊毛毯子等。

·苯海拉明是可以止痒的非处方药，但由于苯海拉明会引起嗜睡，所以最好遵医嘱，在晚间给宝宝服用。有的宝宝服用苯海拉明之后会有一些兴奋，如果宝宝有这种反应，应该让医生开其他的止痒药。

·如果宝宝抓破了身上的疹子，而且皮肤有感染的症状，医生可能会开一些处方药的抗生素软膏，你应该坚持在宝宝的皮肤痊愈之前为他涂抹这些药膏。可的松软膏是治疗湿疹的常用药，绝大多数这种药膏都不需要医生处方就可以在药店买到。但是仍然要注意，只能在医生的指导下，在宝宝的皮肤上使用极微量的可的松软膏。

Attention

父母要确认这些❗

宝宝一旦出现以下情况之一，爸爸妈妈要立即带他去医院：

☐ 孩子患有湿疹的同时发烧，体温达到37.5℃，且没有其他引起发烧的因素。

☐ 孩子抓挠疹子，并且有皮肤感染的症状（脓状的皮肤渗出物或者皮肤泛红，触摸时感觉该处皮肤较热）。

☐ 孩子因瘙痒难以入睡。

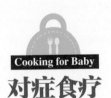

Cooking for Baby

对症食疗

● 如果怀疑是食物引起的宝宝湿疹，爸爸妈妈可以请医生提供营养丰富、不易引起湿疹的健康食谱。

● 宜让宝宝吃清淡、易消化、富含维生素和矿物质的食物，如绿叶菜汁、胡萝卜水、新鲜果汁、番茄汁、菜泥、果泥等。

● 应避免吃鱼、虾、蟹等海产品以及刺激性的食物。

● 注意定时喂奶，不要让宝宝过饥或过饱，防止便秘及消化不良而诱发湿疹。

黄瓜煎水饮 ❶	马齿苋煎水饮 ❷	芹菜黄瓜汁 ❸
♥ 原料 黄瓜50克，白糖适量。	**♥ 原料** 鲜马齿苋60克，白糖适量。	**♥ 原料** 芹菜300克，黄瓜400克，蜂蜜适量。
♥ 做法 1 黄瓜用清水洗净，剖开，去子，切成条。 2 砂锅置火上，加入适量清水，放入黄瓜条，先用大火煮沸，再转小火煮3分钟，加白糖调味即可。	**♥ 做法** 1 马齿苋用清水洗净，风干备用。 2 砂锅置火上，加入适量清水，放入马齿苋大火煎沸5分钟左右。 3 去渣留汁，加入白糖调味即可。	**♥ 做法** 1 芹菜去叶、根，用清水洗净，切成小段；黄瓜洗净，切块。 2 将芹菜段、黄瓜块放入榨汁机中榨汁。 3 将榨好的汁过滤，放入适量蜂蜜调味即可。

♥ 对症按摩

婴幼儿仰卧位，施行以下手法

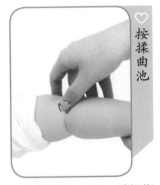

按揉曲池

● **操作方法**：以一手拇指按揉婴幼儿曲池穴（肘横纹外侧端与肱骨外上髁连线中点）50~100次。

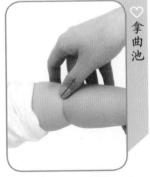

拿曲池

● **操作方法**：以拿法作用于婴幼儿曲池穴（在肘横纹外侧端与肱骨外上髁连线中点）3~5次。

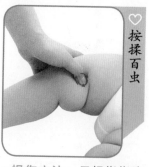

按揉百虫

● 操作方法：用拇指指腹揉婴幼儿百虫穴（膝上内侧髌骨内上缘2寸肌肉丰厚处）50~100次。

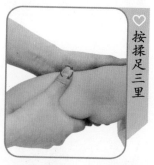

按揉足三里

● 操作方法：用拇指按揉婴幼儿足三里穴（膝盖外侧凹陷下3寸）50~100次或3~5分钟。

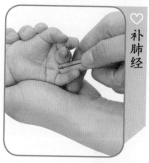

补肺经

● 操作方法：用拇指指腹自婴幼儿无名指指尖向第二指间关节横纹推其末节螺纹面50~100次。

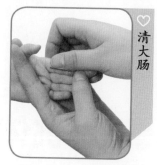

清大肠

● 操作方法：用拇指桡侧面或指腹，自婴幼儿虎口沿桡侧缘直推至食指尖50~100次。

婴幼儿俯卧，施行以下手法

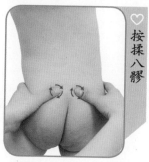

按揉八髎

● 操作方法：用拇指或掌根按揉婴幼儿八髎穴30~50次。

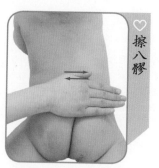

擦八髎

● 操作方法：用小鱼际来回擦婴幼儿八髎穴，至有热感为度。

小贴士

↘ 如婴幼儿皮肤散见皮疹，患处灼热瘙痒，伴心烦口渴、大便不畅、小便短赤、舌红、苔黄腻则为湿热所致。

↘ 如婴幼儿皮肤散见皮疹，局部瘙痒，伴厌食、腹胀、大便酸臭、苔厚腻，则为伤于乳食所致。

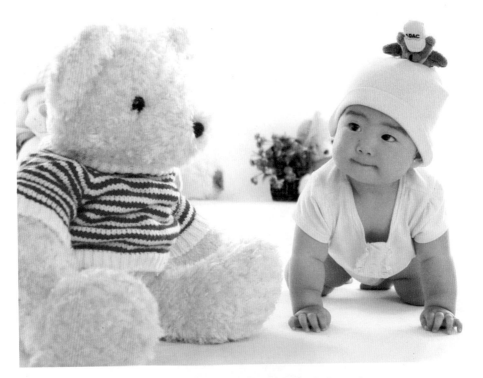

05 〔扁桃体炎〕

扁桃体属于人体周围免疫器官，有一定的免疫功能，对防御病原微生物侵入有重要作用；同时也有反复发生炎症的可能。

了解病因

扁桃体炎是宝宝常见的多发性疾病，就是咽喉部位的扁桃体感染发炎。这种疾病多由病毒或细菌感染引起，具有一定的传染性，但很少发生在1岁以下的婴儿身上。

观察症状

1.急性扁桃体炎

患儿有咽痛、低热或高热，伴有寒战、乏力、头痛、全身痛、食欲不振、恶心和呕吐。咽部充血肿胀，扁桃体充血、肿胀、化脓，扁桃体窝内出现脓栓，严重的会布满脓苔。检查咽部时发现扁桃体表面有脓，这是最有力的诊断依据，因为光凭全身症状不能与感冒相区别。急性扁桃体炎可引起扁桃体周围脓肿、急性中耳炎、风湿热、急性肾炎、急性关节炎、急性心肌炎、急性心内膜炎等。

2.慢性扁桃体炎

急性扁桃体炎反复发作，或局部引流不畅，扁桃体窝内致病菌大量繁殖，可形成慢性扁桃体炎。多无明显自觉症状，有反复发作病史，有时有咽干、发痒、异物感。如扁桃体过度肥大，可出现呼吸、吞咽或语言共鸣障碍。慢性扁桃体炎是常见的全身感染病灶，细菌在这里繁殖并产生毒素，随血液进入人体，使人体发生变态反应，产生各种并发症，如风湿性关节炎、风湿热、风湿性心脏病、肾炎和低热等，这些并发症的危害远远超过扁桃体炎本身的危害。

💗**疾病治疗**

1.一般措施

患儿发热期间应卧床休息，体温正常后可适当活动，给予清淡可口的半流食，保持患儿口腔清洁。高热时冷敷，或给予退热药如阿司匹林、对乙酰氨基酚。

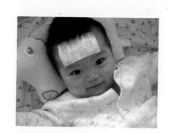

2.急性扁桃体炎的治疗

急性扁桃体炎多为细菌感染所致，特别是化脓菌，如链球菌、金黄色葡萄球菌等，一般使用抗生素，其中青霉素类最有效，根据炎症的轻重程度可口服或静脉注射，如2～3天后无效，应考虑其他病原体感染。对急性扁桃体炎的治疗应彻底，以免形成慢性扁桃体炎。对频繁反复发生扁桃体炎者，特别是有并发症史的患儿，应待急性炎症消退1个月后施行扁桃体切除术。

3.慢性扁桃体炎的治疗

主要是增强体质，增强免疫和脱敏，应用有

脱敏作用的细菌制剂（如用链球菌变应原和疫苗）进行脱敏，以及各种免疫增强剂，如注射胎盘球蛋白、转移因子等。中医辨证施治，针刺、理疗、抗生素含片或雾化吸入，必要时行扁桃体切除术。

♥家庭护理

1. 急性扁桃体炎

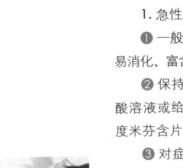

❶ 一般措施。注意休息，多饮水，通大便。进食易消化、富含营养的半流食如面片、米粥、鸡蛋羹等。

❷ 保持患儿口腔清洁。可给予淡盐水、复方硼酸溶液或给予1：5 000呋喃西林溶液漱口，或选用度米芬含片、溶菌酶含片等。

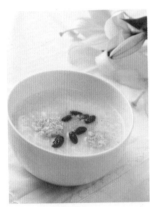

❸ 对症护理：患儿体温过高时，可采用物理降温，用凉毛巾或冰袋冷敷头颈部，也可用酒或低浓度酒精擦拭头颈部、腋下、四肢，帮助散热，也可口服退热药，防止患儿发生惊厥。

2. 慢性扁桃体炎

加强营养，锻炼身体，以增强抗病能力。

♥预防措施

1. 去除患病因素

注意宝宝的生活环境、饮食习惯，有无理化因素的长期刺激，有无上呼吸道的慢性炎症病史。了解扁桃体炎并发症的原因及治疗措施，及时治疗扁桃体炎。

2. 防止感染

室内经常保持空气流通，不要将抵抗力差的患儿带到环境差、空气污浊的环境中。根据气候变化增减衣服，防止孩子着凉感冒而引发本病。对上呼吸道感染的患儿要及时治疗以防并发症的发生。

3. 注意口腔卫生

平日注意保持孩子的口腔卫生，饭后要让孩子立即漱口，及早养成早、晚刷牙的习惯。

♥ 对症按摩

婴幼儿坐位或仰卧位，加以下手法

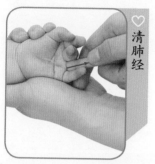

清肺经

● 操作方法：用拇指螺纹面自婴幼儿无名指第二指间关节横纹向指尖推末节螺纹面50~100次。

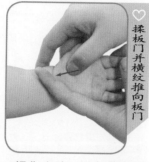

揉板门并横纹推向板门

● 操作方法：用拇指指端在婴幼儿大鱼际中点揉手掌大鱼际平面的板门穴，然后做腕横纹向大鱼际直推50~100次。

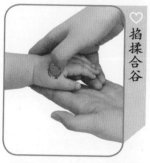

掐揉合谷

● 操作方法：以一手使婴幼儿手掌侧置，桡侧在上。以另一手拇指指甲重掐并揉婴幼儿合谷穴3~5次。

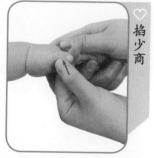

掐少商

● 操作方法：以一手握住婴幼儿的手，再以另一手拇指指甲重掐婴幼儿少商穴（拇指指甲桡侧角上约0.1寸）3~5次。

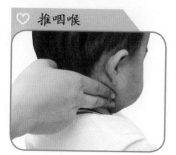

♥ 推咽喉

● 操作方法：用食指、中指的指腹分别置于婴幼儿咽喉部侧面，由上向下轻轻推擦，反复操作50~100次。

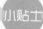

小贴士

↘急性扁桃体炎由病毒引起则症状皆较轻，由细菌所致者，常见而症状较重。急性扁桃体炎使用抗生素有效；慢性扁桃体炎久会因慢性缺氧而影响生长发育，慢性缺氧还会使孩子的智力发育受到影响。

06〔水痘〕

水痘是婴幼儿时期的常见疾病，在宝宝之间水痘非常容易传播，通常在第一个感染者出现症状的14~16天后第二个感染者才会出现相应症状，其病情往往较第一个更加严重，伴随有更多的水痘疹出现，发热温度也会更高。

了解病因

水痘是由带状疱疹病毒所引起的，传染性极强。一般宝宝在接触了水痘病人的7~21天后发病，出疹子前的1~2天传染性最强，直到所有的水痘结痂并且没有新的水痘出现24小时后其传染性才会消失。

观察症状

水痘的主要症状表现为：

• 起初表现为多发的、小的、红色的、高于皮面的疹子，随后变成清亮的水疱，最后变成混浊的水疱。在变得干燥之前，水痘有可能发生破裂或结痂。最后留下一些棕色的硬皮。

• 水痘疹最先出现在头部和脸部，随后蔓延至四肢和躯干部位。如果水痘疹恰好长在泌尿生殖区域，疼痛可能会更加剧烈，甚至排尿时也会引发疼痛。

• 孩子在出水痘时，通常都会伴有发热和头痛症状。孩子得水痘会非常痒，容易去抓挠，这样容易使患处造成感染。发热的温度一般在疾病发生后的3~4天达到高峰，而此时出疹也达到高峰。在没有新发皮疹出现后，孩子往往开始感觉好转并且体温会有相应的下降。

防治护理

家庭护理的主要目的是减轻宝宝皮肤的不适和瘙痒症状，促进最终的痊愈和结痂。开始的3~4天

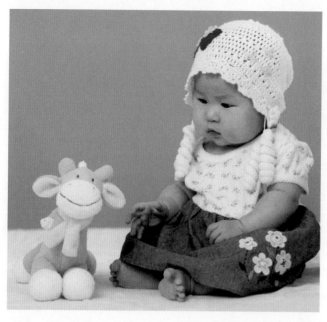

是最为不舒服的几天，此时孩子需要爸爸妈妈最细心并且充满爱心的照顾。

· 在宝宝发病的最初几天中，应每隔3～4小时进行一次冷水擦拭。可在洗澡水中放入4勺小苏打或是浴盐，以达到缓解皮肤瘙痒不适的目的。

· 在沐浴后给瘙痒的小疹子表面涂上炉甘石洗剂。如果孩子的年龄较大，你可以把此步骤变为一个有趣的游戏，让孩子自己在身上有疹子的地方自由涂画。

· 在两次洗澡之间给出足够的时间，让疹子能够干燥结痂。

· 剪短孩子的指甲，不要让他抓挠患处，反复抓挠会造成感染。如果孩子年龄还小，可以在他睡觉的时候，给他戴上小棉手套和脚套，避免他在睡觉的时候无意识地抓挠。

· 让孩子远离其他正常孩子，并且不要出现在公共场合如幼儿园中，直到他不再具有传染性。一般而言，所有的皮疹都结痂了，水痘才不具有传染性，这需要大概1周的时间。

 Attention

父母要确认这些 !

宝宝一旦出现以下情况之一，爸爸妈妈要立即带他去医院：

☐ 发烧持续4天，还没有好转。

☐ 颈部疼痛，下巴不能接触到胸膛，或是表现得极度疲倦时。

☐ 瘙痒的症状加重，家庭护理后没有任何效果。

☐ 呼吸变得困难时。

☐ 水痘皮疹中有血液，或流出血液。

☐ 出现水痘疹红肿疼痛的情况，这有可能预示着孩子的水痘疹感染了。

☐ 孩子说眼部疼痛，或不停地眨眼，或你担心水痘出现在眼睛里时。

☐ 如果你无法确定孩子是否患有水痘，或无法分辨孩子皮疹的类型，这时，你就需要带着孩子去医院进行确诊。但要注意，不要把孩子带到儿科等待室中，这样会将病毒传播给其他孩子。

● 爸爸妈妈应鼓励孩子多喝清凉的液体。

● 有时水痘疹会出现在口腔中，在疹子未消退的几天内，进食可能是非常困难的一件事。爸爸妈妈应提供易于咀嚼的无刺激性的食物，避免宝宝进食高盐食物和柑橘类水果，因为这些食物都会对水痘疹造成刺激。

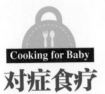

Cooking for Baby
对症食疗

山药汤圆 ①

♥ 原料
山药50克，糯米粉500克，白糖、胡椒粉各适量。

♥ 做法
1 将山药打成细粉状，加白糖、胡椒粉制成馅；糯米粉加入适量清水，和成面团，揪成小剂，压扁，包山药馅，做成山药汤圆。
2 锅置火上，倒水烧沸，放入山药汤圆，煮熟即可。

金针苋菜汁 ②

♥ 原料
黄花菜、马齿苋各30克，白糖适量。

♥ 做法
1 将黄花菜泡发，用清水洗净；马齿苋洗净，备用。
2 砂锅置火上，加入适量清水，放入黄花菜、马齿苋，先用大火烧沸，再用小火煎煮20分钟左右。
3 去渣留汁，加入白糖搅匀即可。

妈妈喂养经
给宝宝饮用金针苋菜汁目的是为了清热解毒，缩短水痘病情痊愈的时间。

香菜胡萝卜汤 ③

♥ 原料
胡萝卜50克，香菜30克，盐适量。

♥ 做法
1 胡萝卜去根、皮，洗净，切末；香菜去根、黄叶，洗净，切末。
2 煲锅置火上，加入适量清水，放入胡萝卜末、香菜末，先用大火煮沸，再转小火煎15分钟左右，去渣留汁，放盐调味即可。

妈妈喂养经
香菜胡萝卜汤能够促使水痘透发，可每天让宝宝喝1次。

红枣桂圆饮 ④

♥ 原料
红枣5颗，桂圆10克，白糖适量。

♥ 做法
1 红枣、桂圆分别用清水洗净，红枣去核，桂圆去皮、核。
2 砂锅置火上，加入适量清水，放入红枣、桂圆煮20分钟。
3 去渣，汤汁内加入白糖调味即可。

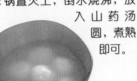

北沙参甘蔗汁 ⑤

♥ 原料
北沙参15克，鲜石斛、麦冬各12克，玉竹9克，山药10克，甘蔗汁250毫升，白糖适量。

♥ 做法
1 鲜石斛、麦冬、玉竹、北沙参、山药分别用清水洗净，备用。
2 砂锅置火上，加入适量清水，放入鲜石斛、麦冬、玉竹、北沙参、山药煎汁。
3 将煎好的汤汁过滤，放入甘蔗汁、白糖搅匀即可。

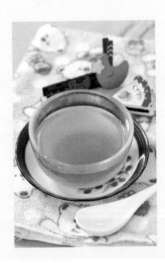

三豆粥 ⑥

原料

红小豆、绿豆、黑豆各30克，白糖适量。

做法

1 红小豆、绿豆、黑豆分别去杂质，用清水洗净。

2 砂锅置火上，加入适量清水，放入三种豆子，先用大火煮沸，再转小火煮1小时，去渣留汁，加入白糖调味即可。

妈妈喂养经

此粥可促使水痘透发，患有水痘且体质较弱的宝宝可适当食用。

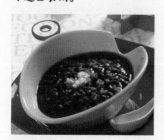

地丁薏米粥 ⑦

原料

薏米30克，大米60克，地丁草22克，白糖适量。

做法

1 薏米、大米淘洗净，再用水浸泡2小时左右；地丁草洗净，切成末。

2 煲锅置火上，放入薏米、大米、地丁草末，加入适量清水，大火煮沸后转小火炖至粥熟，加入白糖调味即可。

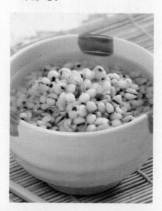

薏米绿豆粥 ⑧

原料

薏米、绿豆各50克，大米100克。

做法

1.将薏米、大米、绿豆洗净，浸泡2小时。

2.锅里放水煮沸，将薏米、大米、绿豆放入锅内煮沸，用小火煮至米、豆烂熟即可。

妈妈喂养经

薏米味甘淡，性凉，有健脾利湿、补肺清热功效；绿豆性凉，味甘，有补益元气、调和五脏、清暑利水、安神、止消渴、利肿胀、解毒等功效。

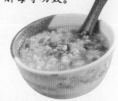

金银花甘蔗茶 ⑨

原料

金银花10克，甘蔗汁100毫升适量。

做法

1 金银花洗净，放入沸水锅中煎成100毫升的汁液。

2 将煎好的金银花汁兑入甘蔗汁即可。

妈妈喂养经

每天1剂，7～10天为1个疗程。

鲫鱼竹笋汤 ⑩

原料

鲫鱼1条，竹笋30克，料酒、盐各适量。

做法

1 鲫鱼宰杀后，去鳞、鳃及内脏，洗净，加入料酒、盐腌渍10分钟；竹笋去老皮，用清水洗净，切片备用。

2 砂锅置火上，加入适量清水，大火煮沸，放入竹笋片、鲫鱼肉，待再次沸后，转小火炖煮至熟，放入盐调味即可。

荸荠酒酿 ⑪

原料

糯米酒酿100克，鲜荸荠50克，白糖适量。

做法

1 鲜荸荠洗净，去皮，切片。

2 锅置火上，加入适量清水，放入糯米酒酿、鲜荸荠片，先用大火煮沸，再转小火煮熟，然后放入适量白糖调味即可。

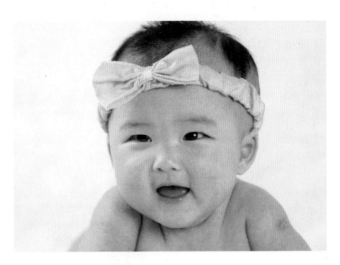

父母要确认这些❗

癫痫分为两大类：

☐ 一类是全身性的发作，最为常见的特点是突然意识丧失，全身性强直，阵挛性发作，可有呼吸暂停、面色青紫、咬破舌头、口吐白沫、尿便失禁等。发作后入睡，经数小时后神志清醒。

☐ 第二大类是局灶性的，发作的时候神志不丧失，部分障碍甚至完全清楚，但同时伴有各种各样躯体的障碍，比如说一个肢体的抽搐，或者不是抽搐而是一种感觉的障碍，犯病时，宝宝就特别疼，或者肢体发麻。

07 〔癫痫〕

癫痫是很严重的小儿疾病，伴随痉挛、抽搐等症状，父母需要通过医生确诊，并给患病的宝宝进行正规的治疗。

✔ 了解病因

小儿癫痫是由于脑功能不正常而引起的，表现极为复杂的一种综合征，既与遗传有密切关系，也与脑部疾患、代谢紊乱及中毒有关。

✔ 防治护理

如果宝宝在家突然发作癫痫症，父母一定要冷静，千万不要手忙脚乱。先让宝宝躺平，头向一侧歪斜，一般让头歪向右侧，另外查一下呼吸是否平稳，防止呼吸道堵塞，如果鼻子里面有分泌物就做清除处理。另外，不要往宝宝嘴巴里面塞东西，这并不能减少发作时的损伤，相反不必要的刺激会延长发作的时间。仔细观察宝宝发作的表现、发作的时间，这些都是为宝宝诊断的非常重要的资料。父母应保证宝宝呼吸道通畅，一般在几分钟之内就自行缓解，之后再送医院。如果个别发作时间比较长，比如说5分钟还在抽搐，最好叫救护车，转移过程中要注意宝宝的呼吸道是否通畅。

癫痫病一旦确诊后，必须选用有效抗癫痫药，坚持长期规则治疗，同时积极治疗原发病。对频繁发作而控制不住的部分性发作癫痫，必要时可考虑外科手术治疗。父母要合理安排生病宝宝的生活，尽量减少宝宝精神负担及不良的心理影响，防止因癫痫发作而造成意外。

发作期对症按摩

婴幼儿坐位，施行以下手法

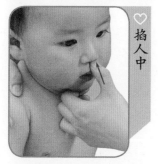

掐人中

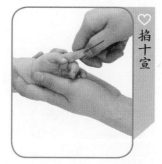

掐十宣

● 操作方法：以一手拇指指甲掐婴幼儿人中穴（人中沟上1/3与下2/3交界处）。

● 操作方法：一手握住婴幼儿之手，用另一手拇指指甲逐一掐婴幼儿十宣穴（双手十指顶端）。

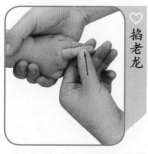

掐老龙

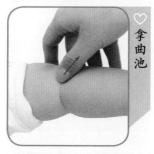

拿曲池

● 操作方法：使婴幼儿掌心朝下，以另一手拇指指甲重掐老龙穴（婴幼儿中指指甲后一分许）。

● 操作方法：以拿法作用于婴幼儿曲池穴（在肘横纹外侧端与肱骨外上髁连线中点）3~5次。

♥ 休止期对症按摩

虚弱者，加选以下手法

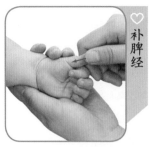

补脾经

● 操作方法：用拇指自婴幼儿拇指尖推向指根方向，即沿其拇指桡侧赤白肉际直推50~100次。

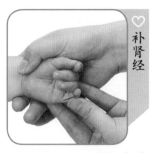

补肾经

● 操作方法：用拇指指端，自婴幼儿小指根向小指尖方向推小指末节螺纹面50~100次。

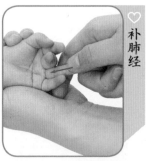

补肺经

● 操作方法：用拇指指腹自婴幼儿无名指指尖向第二指间关节横纹推其末节螺纹面50~100次。

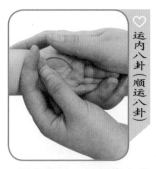

运内八卦（顺运八卦）

● 操作方法：以拇指自婴幼儿掌心做顺时针方向按揉50~100次。

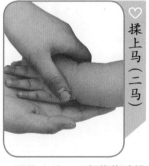

揉上马（二马）

● 操作方法：用拇指指端揉婴幼儿上马穴50~100次。

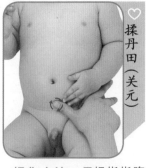

揉丹田（关元）

● 操作方法：用拇指指腹轻揉婴幼儿丹田50~100次。

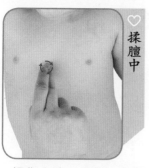

揉膻中

● 操作方法：用拇、食指或中指指腹于婴幼儿膻中穴揉50~100次。

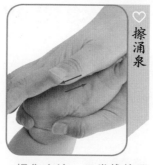

擦涌泉

● 操作方法：用掌推擦婴幼儿涌泉穴 (足掌心前1/3与后2/3交界处) 50~100次。

亢奋类：加选以下手法

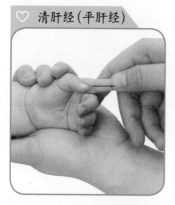

清肝经 (平肝经)

● 操作方法：用拇指指腹自婴幼儿食指根向食指尖端推食指末节螺纹面50~100次。

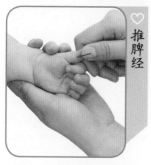

推脾经

● 操作方法：以一手拇指自婴幼儿拇指指尖推到指根方向，再由指根往指尖推，即沿婴幼儿拇指桡侧赤白肉际来回推50~100次。

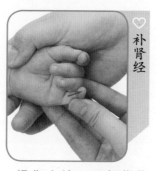

补肾经

● 操作方法：用拇指指端，自婴幼儿小指根向小指尖方向推小指末节螺纹面50~100次。

08 〔缺铁性贫血〕

缺铁性贫血是全世界发病率最高的营养缺乏性疾病之一。多发于6个月之后的宝宝，患病率为20%～30%。

了解病因

宝宝贫血的原因有多种，主要为：红细胞及血红蛋白生成障碍，如缺铁、缺叶酸或血功能障碍等；失血，如出血性疾病；溶血，如自身免疫性溶血、地中海贫血等。而最常见的当属缺铁性贫血了。

防治护理

正常的宝宝出生后，体内会储存许多铁，足够宝宝3～4个月的生长发育所需，但是，随着宝宝的成长，到了他半岁时，其体内储存的铁已经耗尽，此时，宝宝的生长发育处于非常迅速时期，到宝宝1岁时，血量较出生时能增加2倍，血红蛋白的总量翻一番。因此，这是宝宝最需要铁的时期，如果没有及时为宝宝添加含铁的辅食，或添加的量太少，都会使宝宝因为缺铁而患上缺铁性贫血。所以，父母可以从宝宝4个月起，就为宝宝添加含铁丰富的食物。

对患缺铁性贫血的宝宝来说，控制感染非常重要，因为缺铁能使抵抗力下降，而感染又会加重贫血。治疗消化吸收紊乱及出血性的疾病，也是防治宝宝贫血的重要措施。

Attention

父母要确认这些

贫血的宝宝一般表现为以下症状：

- 脸色蜡黄，或显得苍白，头发又细又稀，好烦躁，怕冷，身体抵抗力较弱。
- 很容易患感冒、消化不良、腹泻，甚至肺炎。
- 疲倦乏力，头晕耳鸣，食欲不振。
- 烦躁不安，思想不能集中，皮肤、口唇、口腔黏膜、眼结膜、手掌和指甲苍白。
- 贫血严重时，可有低热、呼吸和脉搏加快、心脏扩大、心前区可听到收缩杂音、肝脾肿大，甚至智力发育迟缓。

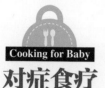

Cooking for Baby

对症食疗

● 经营养专家证明，每天定量进食一些强化了铁成分的宝宝营养米粉，对宝宝缺铁性贫血有良好的预防作用。

● 由于动物性食物中的铁吸收率较高，应加食动物血、肝、鱼及肉泥等，保证摄入充足的铁，使宝宝聪明、健康地成长。

● 含维生素C的新鲜水果汁有利于促进宝宝对铁的吸收。

乌鸡汤 ①

♥ 原料

雄乌鸡1只，陈皮15克，香油、盐、姜片、葱段、酱油各适量。

♥ 做法

1 乌鸡去内脏，洗净后剁块；陈皮洗净，切丝备用。

2 砂锅置火上，加入适量清水，放入鸡块、陈皮丝、姜片、葱段，大火煮沸，转小火炖30分钟，再加入酱油、盐、香油调味即可。

妈 妈 喂 养 经

贫血的宝宝会有如下症状：皮肤黏膜逐渐苍白、头发枯黄、倦怠乏力、食欲不振、不爱活动或烦躁、注意力不集中、记忆力减退、智能低于同龄儿，少数有异食癖(如喜吃泥土、煤渣)。

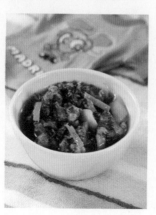

猪皮红枣羹 ②

♥ 原料

猪皮250克，红枣100克，盐适量。

♥ 做法

1 猪皮去余毛，洗净后切长条；红枣洗净，去核。

2 砂锅置火上，加入适量清水，放入切好的猪皮条，大火煮沸后放入红枣，再小火炖至黏稠，加入盐调味即可。

妈 妈 喂 养 经

猪皮中含有大量的胶原蛋白质，有滋阴补虚、养血益气的食疗效果，加上红枣所含的维生素、磷、钾、镁等矿物质。食用本羹，对于提高人体免疫力、补血、安心宁神等方面有一定的作用。

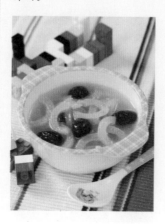

当归羊肉羹 ③

♥ 原料

羊肉500克，当归15克，黄芪45克，党参30克，盐适量。

♥ 做法

1 当归、黄芪、党参分别用清水洗净，用干净的纱布缝成小袋，将三种药材放入袋中。

2 羊肉洗净，切块。

3 煲锅置火上，加入适量清水，放入羊肉块、药袋，大火煮沸后，再转小火煮至肉熟烂，取出药袋，加入盐调味即可。

妈 妈 喂 养 经

妈妈在做此羹的时候，一定要将羊肉炖熟烂，否则宝宝吃后不易消化。

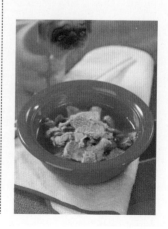

09 〔过敏性鼻炎〕

鼻炎是内鼻道的感染，通常有流鼻涕的症状。过敏性鼻炎的典型症状是流清鼻涕，伴随有眼部发红、流泪。

♥ 了解病因

过敏性鼻炎被分为两种类型：

·常年过敏——在一年中的任何时候都可能发生。很多物品都会引起过敏，例如粉尘、动物标本、毛屑、化妆品、霉菌、香水、烟尘、家养植物和花朵。

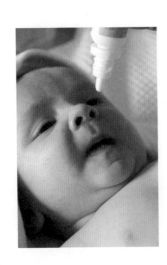

·季节性过敏——通常发生在晚春至初秋时期。由风媒授粉植物所引起的，包括木本植物、草本植物和水生植物。

♥ 观察症状

当发生过敏性鼻炎时，宝宝的鼻黏膜会肿胀、发炎、瘙痒。分泌的大量黏液会导致鼻道和鼻窦堵塞。

常见症状与感冒类似，包括：

·鼻道充血，用嘴呼吸。

·流清涕。

·听力减退，仿佛有东西堵塞了耳朵。

·极度疲劳。

·眼睛红肿，瘙痒流泪，眼部下方出现蓝灰色的眼圈。

·头痛。

·夜间打鼾。

·频繁搔抓鼻道或皱鼻以减轻瘙痒。

♥ 防治护理

孩子在患了过敏性鼻炎后，父母应该先确定过敏原，减少或尽量避免与过敏原的接触。一旦过敏原确定，而孩子又不能避免与之接触时，那么最好考虑进行脱敏治疗。脱敏治疗方法是给孩子注射一些少量的过敏原以产生免疫力。但是一般来说，确定过敏原是非常困难的事，毕竟引起孩子严重过敏症状的物质在大自然中广泛存在。为减轻宝宝的症状，父母可以让孩子多次使用流动水洗脸。如果可能的话，在孩子睡觉前为他洗澡，彻底清洗他的头发，这样做的主要目的是避免将任何可能的刺激物带到他的枕头和床单上。

在日常的生活护理中，爸爸妈妈还要根据常年过敏的鼻炎与季节性过敏的鼻炎的症状来区别对待。

如果宝宝是常年过敏的鼻炎时，父母在护理中要做好以下的事项：

• 每天清扫灰尘。

• 避免保存可能会积存大量灰尘的物品，如百叶窗（如果你必须收集一些物品，如录音带或CD，把它们都放在柜子中）。

• 使用合成纤维制成的枕头。

• 每隔3天使用真空吸尘器清理房间。

• 定期使用蒸汽清洁器清理你的柜子，仅使用吸尘器不能清除室内的尘螨。

• 使用热水清洁厨房，目的是杀死尘螨。

• 将孩子的干净衣服及时收放至衣柜内，避免尘螨积聚。

如果宝宝是季节性过敏的鼻炎时，父母在护理中要做好以下事项：

• 关闭窗户。

• 及时更换空调的过滤网。

• 在春季或秋季可能会引起疾病发作时，如果孩子的幼儿园组织任何户外活动，需提前告知孩子的病情。

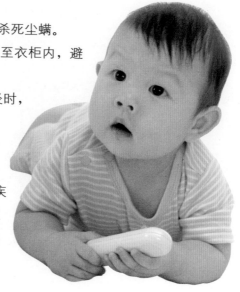

Attention

父母要确认这些 !

宝宝一旦出现以下情况之一，爸爸妈妈要立即带他去医院：

☐ 孩子的鼻窦区非常疼痛。

☐ 孩子的鼻部分泌物变为黏稠的黄色，而这种情况超过了24小时。

☐ 在进行家庭常规处理后，孩子的症状并没有得到缓解。

☐ 孩子一整天看上去都很疲倦，不能进行日常活动。

爸爸妈妈不要因为孩子患过敏性鼻炎而去看急诊，最好在宝宝出现相应症状后及时到医院就诊，以期得到及时的治疗。医生会做全面的检查，并详细地询问相关症状的病史。正常的鼻道黏膜是粉红色的，但是一个患有过敏性鼻炎的孩子的鼻道黏膜颜色会变为苍白色或是浅蓝色。在描述宝宝的症状及发病细节的时候，带上你平时所做的记录是十分有必要的。

♥ 对症按摩

婴幼儿坐位，施行以下手法

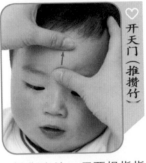

开天门（推攒竹）

● 操作方法：用两拇指指腹自婴幼儿两眉连线中点自下往上直推至前发际处，两拇指交替推30~50次。

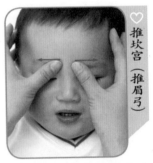

推坎宫（推眉弓）

● 操作方法：以两拇指指端的桡侧，自婴幼儿眉头向眉梢做直线分推30~50次。

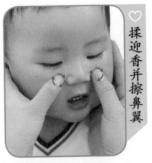

揉迎香并擦鼻翼

● 操作方法：用食、中二指分别揉婴幼儿迎香穴，或者以双手拇指推鼻翼两侧并揉迎香穴50~100次。

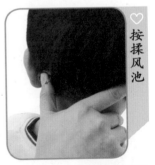

按揉风池

● 操作方法：用拇指指端按揉婴幼儿风池穴50~100次。

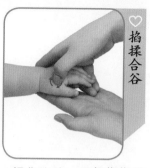

● 操作方法：用拇指指甲重掐并揉婴幼儿合谷穴3~5次。

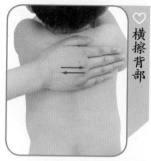

● 操作方法：用单掌横擦婴幼儿背部，以手下有热感为度。

对症加减按摩

如为季节性风寒感冒导致的过敏性鼻炎，加选以下手法

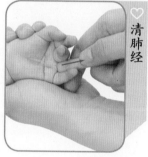

● 操作方法：以拇指螺纹面自婴幼儿无名指第二指间关节横纹向指尖推末节螺纹面50~100次。

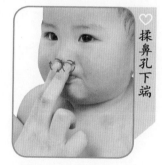

● 操作方法：用食、中二指指端在婴幼儿两鼻孔下缘揉动30~50次。

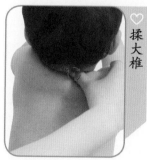

● 操作方法：用拇指或中指指腹揉婴幼儿大椎穴50~100次。

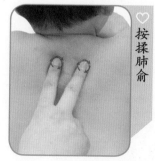

● 操作方法：用食、中二指指端在婴幼儿肺俞穴上回环揉50~100次。

⑩〔寄生虫疾病〕

寄生虫是严重危害幼儿健康的常见病，95%的幼儿都有不同程度的肠道寄生虫病，以蛔虫病和蛲虫病最为常见。

🗸 防治蛔虫病

预防蛔虫病要把握好病菌入口这一关。应对宝宝定期检查。发现大便蛔虫卵阳性者，即须服药治疗。

帮助宝宝养成良好的卫生习惯，保持手的清洁；做到饭前便后洗手，常剪指甲，不吸吮手指头；不吃不洁食物，不喝生水。生吃蔬菜和瓜果时，要洗净后用开水烫一下再吃。

🗸 防治蛲虫病

宝宝睡觉时要穿满裆裤，避免患儿夜里不自觉地搔抓肛周，把虫卵抓到手里。

每天早晨起床，先用热水和肥皂为宝宝洗屁股，尤其是肛门褶皱的地方更要清洗干净。

要教育宝宝养成良好的卫生习惯，饭前便后要洗手，剪短指甲，剪过指甲后，要用流动水和肥皂把手彻底冲洗干净；改掉不良的卫生习惯，如吃手指头、用手抓食、坐在地上玩玩具等；给宝宝单睡一条被子和褥单，经常清洗和暴晒衣物、被褥等。

每晚给宝宝洗净屁股后，在肛门里及周围涂上蛲虫软膏，这样可杀死肛门外的雌虫和虫卵，防止自身感染。

🎬 Attention

父母要确认这些 ❗

宝宝如果出现以下症状，就有可能患上蛲虫病了：

☐ 肛门瘙痒，仔细检查发现宝宝肛门部位有"小白线虫"。

☐ 夜间哭闹，睡眠不安。

☐ 食欲不振。

☐ 消瘦。

☐ 常伴腹痛。

☐ 腹泻。

☐ 恶心或呕吐等。

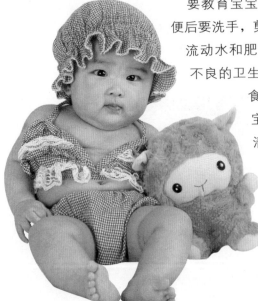

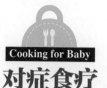

Cooking for Baby
对症食疗

● 父母应注意烹饪方法，一定要将肉食煮熟透后再给宝宝吃，并且要经常将刀具、砧板清洗消毒，熟食和生食分开切。

● 适当给宝宝食用具有杀虫功效的食物，如南瓜、薏米等。

● 由于患寄生虫病，宝宝脾胃功能会受到损害，导致宝宝营养不良、气血不足，因此要多给宝宝加强营养。

| 使君子蒸猪瘦肉 ① | 凤眼果煲猪瘦肉 ② | 荸荠瘦肉丸 ③ |

使君子蒸猪瘦肉 ①

♥ 原料

使君子10克，猪瘦肉100克，盐、葱花各适量。

♥ 做法

1 使君子洗净，去壳，将仁捣烂；猪瘦肉洗净，绞成肉末，放入碗中，加使君子末与适量水、盐搅匀。

2 蒸锅置火上，加入适量水烧沸，将拌好的使君子肉末放入蒸锅，隔水蒸5分钟至熟，撒上葱花即可。

妈妈喂养经

使君子性温、味甘，可杀虫消积，常用于蛔虫病、蛲虫病、虫积腹痛、小儿疳积等。

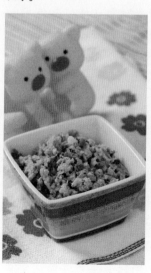

凤眼果煲猪瘦肉 ②

♥ 原料

凤眼果10个，猪瘦肉100克，盐适量。

♥ 做法

1 凤眼果去壳，洗净；猪瘦肉洗净，切片。

2 煲锅置火上，加入适量清水，放入凤眼果、猪瘦肉片，大火煮沸后，再用小火煲20分钟左右，待汤汁变浓后，加盐调味，稍煮即可。

妈妈喂养经

凤眼果又称频婆果，性甘、味平，有杀虫功效，同猪瘦肉合用有温胃、健脾、杀虫、消疳的功效，对小儿疳积、蛔虫病有疗效。

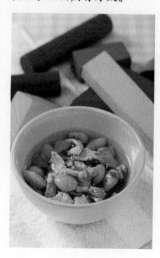

荸荠瘦肉丸 ③

♥ 原料

荸荠、猪瘦肉馅各500克，胡萝卜1根，胡椒粉、料酒、葱末、姜末、盐各适量。

♥ 做法

1 荸荠洗净，去皮，剁成碎末；胡萝卜洗净，去皮，剁成碎末。

2 猪瘦肉馅加入荸荠末、胡萝卜末、姜末、胡椒粉、盐、料酒，搅匀，入沸水锅中氽成丸子，再用小火煮5分钟，待肉丸全部浮起后，加适量盐、葱末、胡椒粉调味即可。

妈妈喂养经

剁荸荠时，可以先将去皮后的荸荠用刀背逐个拍一下，再用刀切碎，这样才能把荸荠末切得更细。

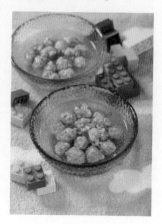

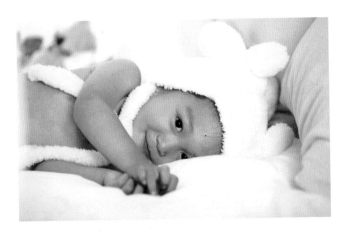

⑪〔腹股沟疝〕

宝宝腹股沟疝是常见的先天发育异常，一般在出生后数个月内出现，大多数为腹股沟斜疝。

✔ 防治护理

单从先天性原因来看，目前尚无预防腹股沟斜疝发病的有力措施。据国外统计，男孩发病率为1：50，女孩约为1：500。

对于宝宝腹股沟疝的治疗，许多父母抱有侥幸心理，认为宝宝年龄小，长大后可自行愈合，有的父母过于悲观，认为手术对小孩有创伤，降低抵抗力，麻醉又会损伤宝宝大脑，影响智力。这些观点都是错误的。

宝宝腹股沟疝的常见并发症为腹股沟斜疝嵌顿，疝内容物掉入疝囊内较多时，不能回纳入腹腔中，造成宝宝哭闹、腹痛、呕吐、肠梗阻。长时间不能回纳会造成疝内容物坏死，造成宝宝生命危险。

另外嵌顿疝同时可以合并睾丸、卵巢及输卵管扭转。宝宝腹股沟斜疝内容物来回地移动对睾丸的发育有一定的影响。如在短时间内不能回纳均可造成睾丸、卵巢坏死，使宝宝成年后生育能力降低。

治疗措施首推手术，因为只有手术才能达到真

👑 Attention

父母要确认这些 ❗

腹股沟疝主要表现为以下几种症状：

☐ 一侧腹股沟部有一光滑、整齐且稍有弹性的包块，当宝宝哭闹、站立或用力时，肿物即出现或增大。

☐ 小的肿物位于腹股沟。

☐ 大的肿物可突入阴囊。

☐ 安静或平卧后肿物可逐渐缩小至消失。

正治愈的目的。手术基本上不受年龄因素限制，新生儿期发病者照样可以手术，但根据国内情况，只要病情允许，手术适宜年龄为8个月至1岁。术后可回家调养，手术当天和术后1～2天以卧床休息为宜，并按医嘱服药，保护好敷料封闭的切口处。

如果宝宝术后出现38.5℃以上高烧、伤口出血等异常情况，应及时到医院随诊。术后第三天看伤口，第七天拆线。手术成功率非常高，父母可以不必过于担心。

对症按摩

婴幼儿仰卧位，施行以下手法

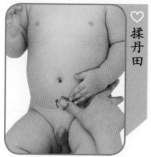

揉丹田

● 操作方法：用拇指指腹轻揉婴幼儿丹田（脐下3寸）50~100次或3~5分钟。

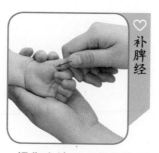

补脾经

● 操作方法：用拇指自婴幼儿拇指尖推向指根方向，即沿其拇指桡侧赤白肉际直推50~100次。

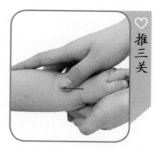

推三关

● 操作方法：用拇指指腹沿婴幼儿前臂桡侧自腕横纹推向肘横纹，即阳池穴至曲池穴50~100次。

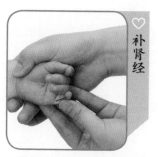

补肾经

● 操作方法：用拇指指端自婴幼儿小指指根向小指指尖方向推小指末节螺纹面50~100次。

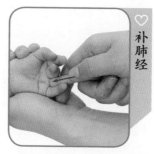

补肺经

● 操作方法：用拇指指腹自婴幼儿无名指指尖向第二指间关节横纹推其末节螺纹面50~100次。

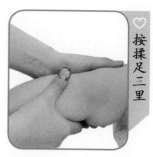

按揉足三里

● 操作方法：用拇指按揉婴幼儿足三里穴（膝盖外侧凹陷下3寸）50~100次或3~5分钟。

⑫〔营养不良〕

营养不良是由蛋白质和热量不足而造成的慢性营养缺乏症，主要是由于喂养不当或继发于其他疾病造成的。

💗 了解病因

宝宝营养不良主要是由于偏食、消化不良、喂养不当引起，常见于3岁以内宝宝。

宝宝营养不良依症状可分为三度：

一度营养不良：体重减少15%~25%，脂肪层变薄，肌肉不结实。

二度营养不良：体重减少25%~40%，身长低于正常，脂肪层消失，肋骨、脊柱突出，皮肤苍白失去弹性，肌张力低下，不能站立，哭声无力，运动功能发育迟缓，情绪不稳定，睡眠不安，食欲低下。

三度营养不良：体重减轻40%以上，身长低于正常，发育迟缓，骨龄低，脂肪层消失，颌颧骨突出，呈现老态，皮肤苍白干燥，无弹性，生命体征低弱，情绪不稳定，食欲低下或消失，易腹泻、呕吐合并感染。

💗 防治护理

宝宝营养不良，特别是蛋白质的供应不足就会影响脑细胞的生长。大脑发育的关键时期是怀孕后期3个月到出生后6个月。脑细胞有一个特点，就是其增殖是"一次性完成"的，错过这个机会就无法补偿了。故此孕期的营养与新生儿期的喂养很重要。

预防宝宝营养不良，年轻的父母应注意从以下几个方面着手：

•科学育儿，坚持以母乳喂养，并逐渐增加辅食。宝宝断奶一般在1岁左右，炎热夏天或寒冷冬

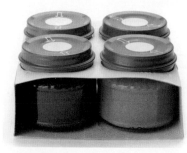

天，或是患病初愈都不宜断奶。

·维持宝宝足够的进食量，注意食物的营养成分，以保证各种营养物质的消化吸收。

·改变不合理饮食习惯，喂奶定时定量，饮食宜给予易于消化、含丰富营养的食物，添加辅食的顺序以先稀后干、先素后荤、先少后多的原则，合理喂养。

·定时测量并记录体重和身长，积极防治宝宝各种急、慢性疾病，对宝宝的疾病要及早发现，积极治疗；建立宝宝正常的生活制度，保证充足的睡眠时间，加强锻炼，增加户外活动时间，多晒太阳，以增强宝宝的体质。

·宝宝营养不良，以调整饮食为主。宝宝的饮食应注意到普遍性及个别性。①搞好配餐。一日三餐除正餐外，另安排2～3次加餐，以牛奶、豆浆、藕粉、蛋汤、面包、饼干为宜。可稍加糖，一次加餐量不可多，以不影响下一餐的食欲为宜。②制定合理的食谱。食谱中应尽量满足宝宝身体对各种营养素的需要，品种、花样尽量齐全，配比适宜，干稀搭配，尽量符合宝宝的口味及咀嚼能力。③选择理想的食品。制作宝宝的食品一定要新鲜，包括主食及鱼、肉、蛋、奶、蔬菜、水果等，注意食品卫生，改善烹调方法。烹调以蒸、熬、炖、煮等为主，禁吃油煎、炸、烤制的食品。如煮粥、小薄面片、蒸小馒头、小花卷、鸡蛋羹、炖丸子、瓜果类及切碎的菜等。以易消化、易咀嚼为宜。④根据宝宝的消化能力，逐步增加食量。加食不可太快，以免再度引起消化不良。

·如宝宝食欲差，可检查是否有肠虫病，可用适合宝宝食用的中药配合驱虫，也可施行捏脊疗法，以促进宝宝的消化功能。

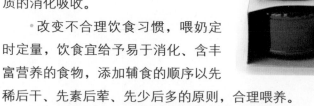

Attention

父母要确认这些❗

宝宝营养不良的主要症状有：

☐ 消瘦，皮下脂肪变薄，重症者皮包骨。

☐ 皮下脂肪消失的顺序为腹、胸背、腰臀、四肢，最后是面部，但水肿会掩盖消瘦，按压下肢皮肤可有凹陷性水肿。

☐ 肌肉不同程度松弛，重症者萎缩，毛发干枯或黄色。

☐ 轻症者的精神状态开始并无变化，后出现烦躁或哭闹，重症者出现呆滞。

☐ 易出现便秘，食欲减退。

☐ 身高、体重低于正常宝宝，可出现贫血、维生素缺乏及呼吸道、消化道易感染。

Cooking for Baby

对症食疗

● 烹调后的食物一定要细、软、烂，宝宝易接受。

● 调整食量，根据宝宝的年龄、病情，每餐配给宝宝一定的食量，不可过多，也不能太少。

| 鸡内金粥 ❶ | 清煮嫩豆腐 ❷ | 黑豆红枣鲤鱼煲 ❸ |

🤍 原料

鸡内金15克，大米50克，白糖适量。

🤍 做法

1 大米用清水洗净；鸡内金洗净，风干，研成末。

2 煲锅置火上，加入适量清水，放入大米煮粥。

3 粥熟时，加入鸡内金末，稍煮片刻，放入适量白糖调味即可。

🤍 原料

豆腐400克，盐、葱花、香油、水淀粉各适量。

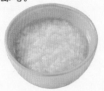

🤍 做法

1 豆腐洗净，切小方丁，用清水浸泡30分钟，捞出沥水。

2 煲锅置火上，加入清水、豆腐丁，大火煮沸后转小火煮至熟，用水淀粉勾薄芡，加入盐、葱花、香油调味即可。

🤍 原料

鲤鱼750克，黑豆100克，红枣20克，姜、盐、味精、鸡汤各适量。

🤍 做法

1 鲤鱼处理干净，剁大块，放入沸水锅中焯烫；黑豆、红枣分别洗净；姜洗净，切片。

2 煲锅置火上，加入鸡汤，放入鱼块、姜片、黑豆、红枣，用大火烧沸；将锅内表面浮沫撇去，盖好盖，用小火煲2小时，待鲤鱼熟烂后，放入盐、味精调味。

✓ 对症按摩

婴幼儿仰卧位，施行以下手法

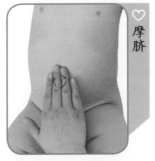

摩脐

● 操作方法：用食指、中指、无名指三指指腹环摩婴幼儿脐部50~100次。

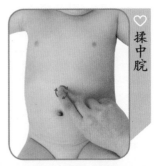

揉中脘

● 操作方法：用右手食指、中指指腹按顺时针方向揉婴幼儿中脘穴（脐直上4寸）50~100次。

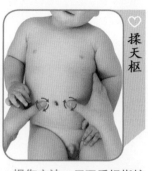

揉天枢

● 操作方法：用双手拇指按顺时针或逆时针方向揉动婴幼儿天枢穴50~100次。

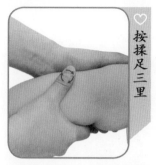

按揉足三里

● 操作方法：用拇指按揉婴幼儿足三里穴50~100次或3~5分钟。

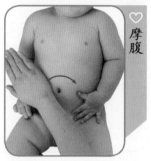

摩腹

● 操作方法：用四指或全掌摩于婴幼儿整个腹部3~5分钟。

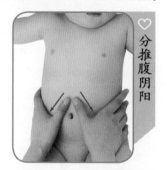

分推腹阴阳

● 操作方法：用双手拇指自中脘穴向两旁斜下方（即肋弓边缘向两旁）分推50~100次。

婴幼儿坐位，施行以下手法

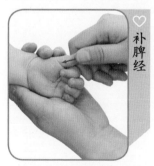

补脾经

● 操作方法：用拇指自婴幼儿拇指尖推向指根方向，即沿其拇指桡侧赤白肉际直推50~100次。

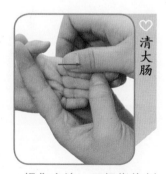

清大肠

● 操作方法：用拇指桡侧面或指腹，自婴幼儿虎口沿桡侧缘直推至食指尖50~100次。

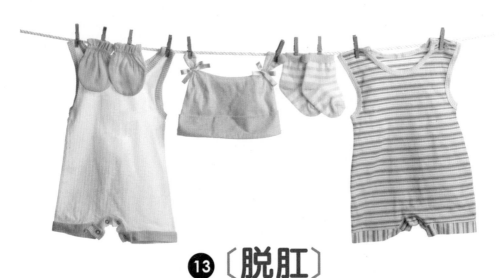

⑬〔脱肛〕

直肠黏膜脱垂俗称脱肛，是宝宝的一种常见病，即肛管、直肠外翻而暴露于肛门外。发病高峰为6个月之后。

💗 了解病因

宝宝发生脱肛大多是有先天性发病因素，一般是由于盆腔的结构缺陷或发育不完善所致。后天因素主要是由于腹压长期增高，如剧烈咳嗽、呕吐、便秘、腹泻。另外，宝宝营养不良，长期坐便盆及姿势不良也是引起直肠脱垂的因素。此病与排便也有一定关系，便秘是引起脱肛的重要因素，腹泻亦能引起脱肛。因此，腹泻流行季节，脱肛的发病率亦高。宝宝脱肛随着年龄的增长，发病率也随之下降，且随骶骨发育完善，有自愈倾向。

💗 防治护理

对营养不良、身体虚弱引起的脱肛要给予充足的营养食物，如鸡蛋、虾蟹、海鱼、瘦肉、豆类、米面、蔬菜、水果等，以增加营养，增强肛周肌肉收缩力，使脱肛好转，也要多吃含纤维素的食物，防止大便干结。

📺 Attention

父母要确认这些❗

脱肛常见的临床表现为：

☐ 每逢大便时直肠黏膜脱出肛门外。

☐ 轻者便后能自动回缩复位。

☐ 重者便后需用手揉托方能复位。

☐ 严重时直肠黏膜不仅大便时脱出，而且平时啼哭、咳嗽、打喷嚏、用力等使腹内压增加时也会脱出。

对于便秘、腹泻或咳嗽引起的脱肛，只要把这些病治好了，脱肛亦可好转。

帮助宝宝养成有规律的进食习惯，定时进餐、排便。注意排便时的坐盆姿势，避免排便时间过长。

防止引起腹压增加的因素，如大声哭闹、咳嗽、呕吐、腹泻等。

宝宝脱肛时可用手按揉复位，遇有肛门周围肿痛时，可用热水坐浴，加速局部血液循环，促使脱肛复原。也可使用中药治疗，可用五倍子研成细末，铺在纸上卷成筒状，放在便盆内点燃，让宝宝坐上使气熏入肛门，肛门可自行收回。

♥ 对症按摩

婴幼儿仰卧，施行以下手法

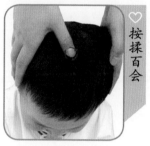

按揉百会

● 操作方法：以拇指指腹置于婴幼儿百会穴处按揉50~100次。

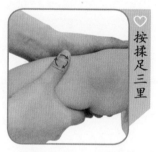

按揉足三里

● 操作方法：用拇指按揉婴幼儿足三里穴50~100次或3~5分钟。

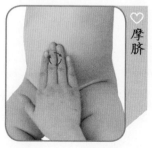

摩脐

● 操作方法：用四指或掌摩婴幼儿肚脐3~5分钟。

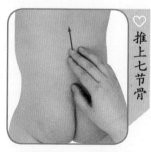

推上七节骨

● 操作方法：用食、中二指指面自下向上，即自婴幼儿长强穴至命门穴直推50~100次。

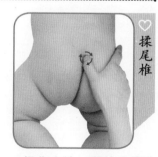

揉尾椎

● 操作方法：婴幼儿俯卧位，按摩者可用拇指指端或中指指端揉婴幼儿尾椎骨末端50~100次。

❶❹〔幼年型类风湿病〕

幼年型类风湿病为婴幼儿时期较常见的全身性结缔组织病。多数病例经治疗后，病情可缓解，有自愈倾向，但常反复发作，最终造成关节功能障碍。

♥了解病因

本病的病因尚不完全清楚，但发病可能与感染、免疫及遗传等因素有关。

♥防治护理

患儿应该卧床休息，避免过度活动。疾病缓解后，要进行适当锻炼，以防止肌肉萎缩，但也要注意休息，避免过度劳累。

注意保暖，冬季要多穿棉衣，夏季不要用冷水沐浴，避免刺激机体产生关节疼痛不适或关节变形。

要做好预防保健，避免与传染病病人接触，以防止发生传染性疾病。

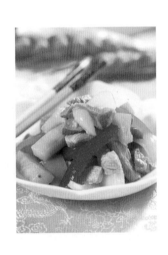

♥饮食调理

• 忌生冷食物。中医学认为，本病属"痹症"范畴，多与寒湿之邪闭阻经脉有关，过食生冷之物则能影响气血流通，不利疾病治疗。

• 忌食辛辣刺激性食物，如辣椒、胡椒、姜、葱、芥末等，这类食物从中医学观点来看，虽然能加速气血运行，有疏通经脉之作用，但食之过多，则耗损气血，加重病情。

• 忌营养不足。要提倡各种营养物质的合理搭配，防止出现偏食、厌食等不良情况，以满足宝宝生长发育所需。

• 忌食油腻食物。油腻食物如脂肪、动物内脏、奶油、凤尾鱼、蟹黄等，能影响脾胃的运化而生湿生痰，加重气血的痹阻。从现代医学来看，脂肪在体内氧化过程中能产生酮体，可对关节造成较强的刺激。

♥ 对症按摩

婴幼儿取坐位或仰卧位，施行以下手法

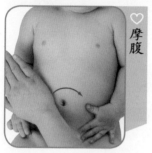

摩腹

● 操作方法：用四指或全掌摩于婴幼儿整个腹部3~5分钟。

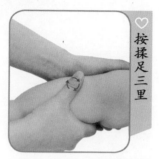

按揉足三里

● 操作方法：用拇指按揉婴幼儿足三里穴50~100次。

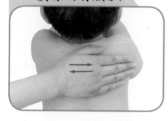

横擦肩背腰骶

● 操作方法：以全掌横擦婴幼儿肩背腰骶部，以有热感为度。

如为风痹、行痹，加选以下手法

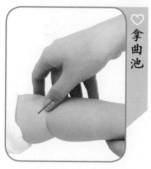

拿曲池

● 操作方法：用手以拿法作用于婴幼儿曲池穴（在肘横纹外侧端与肱骨外上髁连线中点）3~5次。

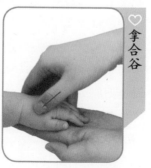

拿合谷

● 操作方法：用拇指和四指相对用力拿婴幼儿合谷穴10~20次。

▓ Attention

父母要确认这些 ❗

幼年型类风湿病可发生在儿童时期的任何年龄，有以下表现症状：

☐ 1~3岁发病者，多以全身症状为主，表现为弛张热、皮疹、淋巴结肿大，甚至见肝脾肿大，并发胸膜炎、心包炎、肺间质浸润，最终可见关节功能障碍。

☐ 8~12岁发病者，多表现为关节炎，主要见于膝、踝、肘等大关节，或表现为多数关节受累，主要见于指、趾关节，常呈两侧对称关节受累，肩部肿胀。

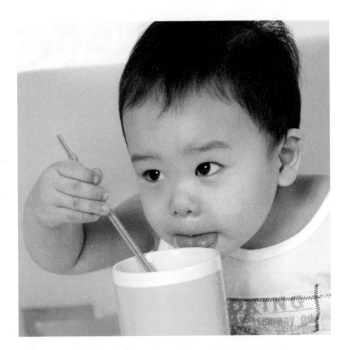

⑮ 〔急性支气管炎〕

急性支气管炎，是宝宝常见的一种呼吸道疾病。本病常继发于上呼吸道感染之后，也常为肺炎的早期表现。也有的是宝宝急性传染病如麻疹、百日咳、伤寒、猩红热等疾病的早期症状或并发症。

♥ 了解病因

急性支气管炎一般由各种病毒和细菌或二者混合感染所引起。另外，宝宝年龄小、体格弱，气温变化冷热不均，公共场所或居室空气污浊，都可诱发本病。

若宝宝支气管炎治疗不及时或不彻底，就容易引起下列疾患：

·支气管肺炎：宝宝可出现高热、缺氧、呼吸困难、急性呼吸衰竭，甚至出现肺不张、肺气肿、脓胸、脓气胸、肺脓肿、心包炎、败血症等并发症，可危及生命。

· 支气管扩张：当宝宝支气管炎治疗不当时，可转变为慢性支气管化脓性炎症，破坏支气管壁，使支气管壁变形、扩张，管壁组织被破坏，使支气管丧失原有的自然防御能力，也降低了咳嗽效率和排痰功能，进一步发展会导致肺源性心脏病。

· 慢性支气管炎、肺气肿、肺心病：如果宝宝支气管炎不能彻底治愈，反复发作，就会转变成慢性支气管炎，再进一步就会发展成肺气肿、肺心病。宝宝可反复发病，长期间断咳嗽、咯痰、喘息，出现劳力性气短、心慌、发绀、水肿，久治不愈。

♥ 观察症状

疾病开始时表现为上呼吸道感染症状，发热、流鼻涕、咳嗽，咳嗽逐渐加重并且有痰，起初是白色黏痰，几天后变为黄色脓痰。有的宝宝嗓子呼呼作响，早晚咳嗽较重，经常因咳嗽将食物吐出。还常伴有头痛、食欲不振、疲乏无力、睡眠不安、腹泻等症状。

♥ 防治护理

当宝宝患了支气管炎时，爸爸妈妈要注意下面这些家庭护理要点：

· 宝宝发热时要注意卧床休息，选用物理降温或药物降温。

· 室内保持空气新鲜，适当通风换气，但避免对流风，以免患儿再次受凉。

· 保持室内空气流通，避免煤气、尘烟、油烟等刺激。

· 须经常协助患儿变换体位，轻轻拍打其背部，使痰液易于排出。

· 加强身体锻炼，增强抗病能力。

· 防止受凉，尤其是秋冬季节，要特别注意胸部保暖。

▒ Attention

父母要确认这些 ❗

宝宝一旦出现以下情况之一，爸爸妈妈要立即带他去医院：

☐ 发热持续3～4天，没有明显好转。

☐ 呼吸急促，1分钟超过40次。

☐ 每次呼吸运动时出现肋间凹陷的症状。

☐ 持续咳嗽。

☐ 喘息或呼吸困难（每次呼吸伴随胸部过度活动）。

☐ 表现得非常虚弱。

☐ 口周青紫。

☐ 无法吞咽。

☐ 无法说话，或是无法正常发声。

☐ 入睡困难。

• 如果医生开出处方药物，爸爸妈妈需保证孩子每天定时服用正确的剂量，直到症状出现了好转。

• 有时医生还会开出一些促进支气管舒张的药物，可以通过口腔或是喷雾器的形式给药。

• 孩子2岁以后，出现干咳症状影响到睡眠，你可以使用药店里能买到的咳嗽糖浆（含有右美莎芬而无其他成分）止咳。如果不知道合适的药物和合适的药物剂量，请及时就医。

饮食调理

如果孩子不能正常进食，不要太过焦虑，但要鼓励孩子多饮水，目的是使得呼吸道分泌物能够被稀释，避免脱水，并且有助于退热。同时，患支气管炎的宝宝忌暴饮暴食，忌食生冷之物，忌食油腻、辛辣燥热的食物。宝宝饮食应以清淡为主，多给宝宝食用易消化、富有多种维生素的食物。恢复期的宝宝，应给予营养丰富、高热量的食物。

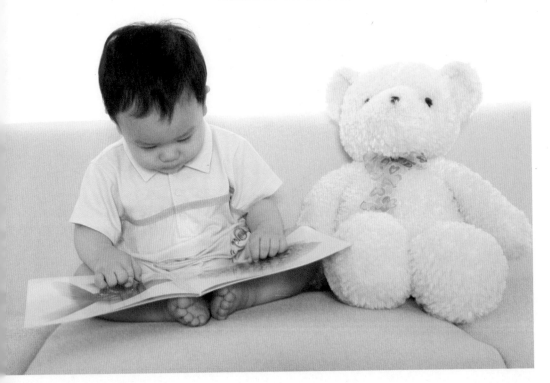

⑯〔细支气管炎〕

细支气管炎是肺部的最末气道——细支气管的炎症。2岁以下的孩子是此种疾病的高发人群。

✔ 了解病因

多种病毒都会引起婴幼儿患细支气管炎，最常见的是呼吸道合胞病毒，这种病毒几乎每年冬季都会流行。通常也会引起成人的感冒。病毒存在于被感染者的鼻腔分泌物中。如果婴幼儿发作，其病情往往更加严重。

✔ 观察症状

炎症会导致宝宝细支气管的狭窄，此病发作往往较快，孩子会出现食欲不振、发烧、咳嗽、喘息、呼吸困难等症状（呼吸频率超过40次/分），触摸患儿的胸部，可感觉黏液在胸中震动。

✔ 防治护理

如果怀疑宝宝患有细支气管炎，那么要小心照看他。必要时与儿科医生联系。症状发作的初期，你可以采取一些措施，避免症状进一步恶化。

·宝宝睡觉时让他采用平卧的姿势，这样可以让孩子更舒畅地呼吸。

·使用冷空气加湿器让孩子的房间保持湿润。

·让孩子处于无烟环境中。二手烟会刺激孩子的肺部，使得呼吸困难加剧，出现咳嗽症状。

·使用退热药物和洗热水澡，有效控制孩子的体温。

·帮助宝宝清理鼻腔分泌物，每次堵住一个鼻孔，清理另一个鼻孔中的分泌物。又可以让孩子假装在吹灭他的生日蜡烛以使鼻腔畅通。对于婴儿来说可以使用吸鼻器吸出鼻腔分泌物以保持鼻腔的清洁，或是滴入含盐的滴鼻剂，稀释鼻腔分泌物，使

Attention

父母要确认这些 ❗

宝宝一旦出现以下情况之一，爸爸妈妈要立即带他去医院：

☐ 发热超过37.5℃，持续超过72小时。

☐ 嗜睡，很难被弄醒，或醒后很难进食。

☐ 口周或唇部青紫。

☐ 没有哭闹时，呼吸频率超过50次/分。

☐ 非常虚弱。

☐ 出现肋间凹陷（说明出现严重的呼吸困难）。

☐ 孩子进食过少。

其尽快排出。

对于身患细支气管炎的宝宝而言，最难熬的一段时间是出现咳嗽症状后的2～3天，此时呼吸开始变得困难。由于小气道的狭窄，使得空气被阻塞在小气道中无法顺利排出，同时出现呼吸困难和疼痛的症状。

在大多数病例中，孩子均有呼吸困难、发热、进食困难和入睡困难等症状，需要住院观察治疗。由于此种炎症是由病毒引起的，抗生素本身不能起到任何作用。通常需要辅助呼吸系统来保持其呼吸的畅通。

经过1周左右的住院治疗，孩子开始痊愈。但是在痊愈后的几个月内，即使是一次普通感冒也有可能导致炎症的再次发作。随着孩子的逐渐成长，他的呼吸系统会逐渐发育完善，在2岁左右，气道的宽度能够达到成人水平。此时细支气管炎的发病率就会大幅下降。

饮食调理

对于患细支气管炎的宝宝来说，爸爸妈妈要让他及时补充水分，一天最少要喝1 000毫升的水，用来稀释鼻部分泌物，减轻咳嗽症状。同时在冲奶粉时应将奶粉稀释至原浓度的一半。在有些特殊的情况下，医生会让你添加一些口服补液盐。最后，要牢记少食多餐的原则，在两餐之间要让宝宝多喝水。

爱心提醒

宝宝患细支气管炎后，最典型的症状是呼吸困难。那么，爸爸妈妈如何判断孩子的呼吸是否顺畅呢？可以试试下面这个试验：

饮水是一项生理过程，能够影响到孩子的呼吸能力。这种试验我们称之为"呼吸压力试验"。如果孩子饮水和呼吸两项活动不能同时进行，此时需要立刻寻求医生帮助。如果不进行及时的处理，孩子甚至有可能出现呼吸停止的危险情况。

⑰〔假膜性喉炎〕

3岁以下的宝宝容易感染假膜性喉炎，通常症状会持续3~7天。这种疾病常突发于深秋和初冬时节，并且病情在夜间加重。

♥ 了解病因

假膜性喉炎通常由病毒引起，这种病毒使得喉咙和呼吸道的细胞分泌出很多黏液，这些黏液会使呼吸道变得更加狭窄。尤其当黏液干燥后，黏液会变稠，使呼吸道的堵塞加剧。而且孩子会由于喉咙发炎而引起呼吸困难。

♥ 观察症状

宝宝患了假膜性喉炎后，往往会有下列症状：

* 类似蛙鸣的咳嗽。
* 当孩子深呼吸时用胸部下端吸气，呼吸困难。
* 呼吸有杂音。
* 说话声音或者哭声嘶哑。
* 面色发青或者呈灰色。

父母应该注意一种和假膜性喉炎症状很相似的非常严重的疾病，那就是会厌炎。会厌炎是舌后组织发生的感染。这种病非常严重，因为它可以完全封堵呼吸道，通常3岁以下的孩子易患会厌炎。患儿经常将头部向后仰、流口水，身体前倾试图呼吸，并且伴有高烧。如果你怀疑孩子患了会厌炎，应该马上打急救电话，或者立即带他去看急诊。

♥ 防治护理

爸爸妈妈在护理患了假膜性喉炎的宝宝时，要做到以下几点：

* 为了让宝宝的呼吸更为顺畅，可以用枕头将其头部垫高，或者让他坐在你的腿上。

🎬 Attention

父母要确认这些 ❗

宝宝一旦出现以下情况之一，爸爸妈妈要立即带他去医院：

☐ 高烧，体温高于39℃。

☐ 嘴唇和指甲发青。

☐ 持续24小时发烧并伴有其他的喉炎症状。

☐ 宝宝流涎或者吞咽有困难。

☐ 宝宝感觉不舒服或者啼哭的时候发出鸡鸣声。

☐ 昏厥。

☐ 宝宝不愿意喝水。

☐ 呼吸困难、气短或者呼吸特别急促（呼吸高于每分钟60次）。

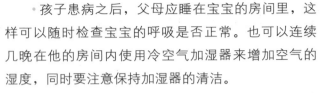

·孩子患病之后，父母应睡在宝宝的房间里，这样可以随时检查宝宝的呼吸是否正常。也可以连续几晚在他的房间内使用冷空气加湿器来增加空气的湿度，同时要注意保持加湿器的清洁。

·对于患假膜性喉炎的孩子来说，啼哭是很好的现象。如果他能够啼哭，就证明他可以呼吸。这说明他的症状有所好转。

·把孩子带到浴室，紧闭门窗，打开热水龙头让热水冒出蒸汽。不要让孩子被热水淋到，和他一起坐在椅子或者马桶上（不要让他坐在地上，矮的地方蒸汽会比较少）。也可打开窗户，以便产生更多的蒸汽。让热水一直流着，在浴室里面待上15～20分钟。

·如果只用蒸汽不能让孩子的症状减轻，可以把孩子带到户外呼吸15～20分钟凉爽的空气。

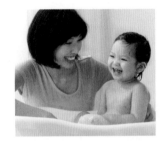

·如果是夏天，可把冰箱冷冻室的门打开，让孩子站在冰箱门前呼吸。如果症状仍不能缓解，应该向医生咨询。

·即使孩子的呼吸中夹杂着各种杂音，听起来很让人担心，你也应该帮助孩子保持冷静。抱着他，给他讲故事，总之想办法让他放松。这样做可以防止他的呼吸道变得更窄，让他呼吸得更加顺畅。他会通过你的反应得知他的情况，如果你表现得很紧张、很恐惧，孩子也会有同样的感受，而紧张又会让他的呼吸更加急促。

💗 饮食调理

爸爸妈妈应该让宝宝小口小口地喝清爽的冷饮，这样不但会防止分泌物变多、保持他的呼吸道畅通，而且可以避免脱水。如果孩子连续几天不想进食也没有关系，因为饮水更为重要。此外，如果孩子呕吐也无须担心，因为呕吐可以清除黏液，同时呼吸道的炎症也可以减轻一些。

⑱〔中耳炎〕

宝宝中耳炎是耳鼻咽喉科三大炎症之一，据统计，3岁的宝宝中有80%以上得过中耳炎，中耳炎患者中有1／3是在1岁左右得的。

✔ 了解病因

中耳炎就是中耳发生了炎症，有急性和慢性两种。急性中耳炎常在感冒时发生，鼻子和咽喉发生炎症后，细菌通过耳咽管进入中耳而引起炎症。有发烧、耳痛、耳聋等症状，也有耳流脓的。治疗可使用抗生素，发烧时可用冷毛巾在耳后进行冷敷。

急性中耳炎应根治，否则就会转成慢性中耳炎。转成慢性中耳炎后，耳朵就会不断流脓，即使平时止住了，在患感冒等之后，又会再次流出，而且会伴随耳部剧烈疼痛。宝宝患慢性中耳炎，可能会导致耳聋，所以需要特别注意。不管是急性还是慢性中耳炎患者，都要禁止游泳。

✔ 观察症状

如果宝宝晚上突然哭闹、浑身发烧、情绪变差，还将头乱摇时，就可能是患了中耳炎。由于洗澡时耳内进水，未能予以及时处理，再加上随便抓搔等，乃是导致中耳炎的诱因。如耳溢（耳朵内流脓），则中耳炎是肯定无疑的了。

中耳炎主要表现为胸闷、耳闭塞感、听力减退，可伴耳鸣，并有自声增强现象（即别人讲话听不见，而自己讲话觉得声音很大），有时头位改变时，听力可有改善。

分泌性中耳炎主要症状是耳闷堵塞感，病人常常形象地比喻为像耳内堵塞了棉花，甚至听力下降、间歇性耳鸣，发病前多有感冒史。如果发现宝

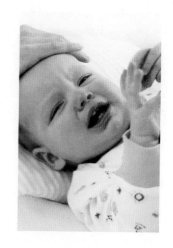

159

宝对声音反应迟钝，注意力不集中，就该考虑他是否听力下降了，要及时带宝宝去医院检查。

分泌性中耳炎急性期尚可有轻微耳痛；慢性者无明显不适，还容易被忽视而延误诊治。

宝宝中耳炎治疗是否及时、彻底与听力的关系很大。如果宝宝中耳炎在发病1周内及时治疗，只有5%的宝宝听力受影响。如果拖延病情3周后还未彻底治疗，约30%的宝宝听力受影响；有反复发炎的宝宝，50%有听力障碍。听力损失的程度不等，一般在20～60分贝。

💙防治护理

在日常的生活中，爸爸妈妈要掌握中耳炎的预防方法与护理措施：

• 患急性化脓性中耳炎的宝宝，应遵照医嘱应用抗生素，最好连续使用1周，有高热者可同时酌情用退热药。按医嘱每天给宝宝耳部上药，但在滴药前应先揩去耳道内的脓液。滴药时，使病侧外耳孔向上让耳药在耳道内滞留数分钟，以易于进入中耳内。在鼓膜没有愈合之前，应避免水进入耳道。

• 宝宝感冒后，父母应该用干净手帕或纸巾帮助其轻轻擦去鼻腔分泌物。对于较大的宝宝，要指

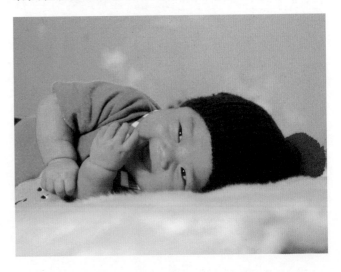

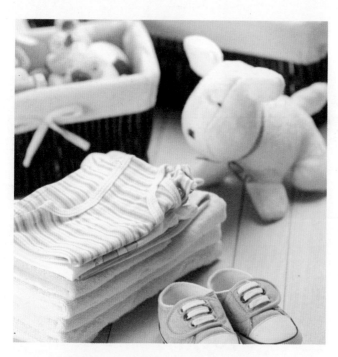

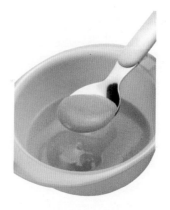

导其正确擤鼻涕，即交替将鼻翼压向鼻中隔，分别擤左右两个鼻孔，切忌用手捏紧双侧鼻孔用力擤鼻涕，以免增加鼻、咽部的压力，使鼻涕和细菌通过咽鼓管反流至中耳内，诱发中耳炎。

•宝宝若反复发作化脓性中耳炎可能会影响听力，故必须注意预防。在哺乳期，喂哺时应避免奶汁流入耳道内；睡在床上爱哭的宝宝，要防止泪水流入耳内；常常感冒的宝宝，不要用力擤鼻，以免影响耳咽管。不要用尖锐的器物为宝宝掏耳朵，如发卡、牙签、火柴棍等，稍不留神就会刺破皮肤和耳膜，从而导致中耳炎的发生。

•如宝宝洗澡时耳内灌入了水，应及时用棉签或棉球吸出耳内污水，并滴入抗菌眼药水，以防中耳炎的发生。

•在发生急性传染病期间，必须注意保持宝宝鼻腔和口腔卫生，以防中耳炎的发生。按期接种疫苗，降低麻疹、腮腺炎、风疹等急性传染病的发病率，也是防止中耳炎发生的有效措施之一。

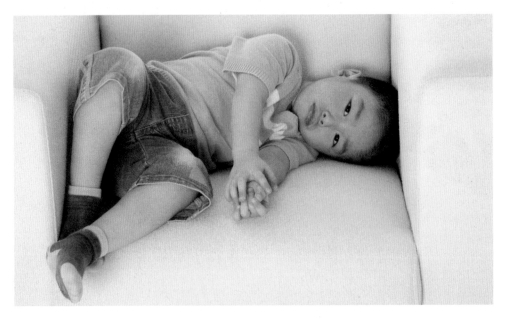

⑲ 〔多动症〕

好动的宝宝具有这些特点：注意力不够集中且容易转移，经常发脾气，容易从一个行动跳跃到另一个行动。

❤ 了解病因

好动的宝宝虽然很聪明，但是经常无法集中注意力，这是因为宝宝体内缺乏大脑正常运作需要的一种化学物质。这种物质的缺乏与宝宝的饮食有很大的关系。

❤ 防治护理

若宝宝确实患有多动症，父母也不必担忧，因为这种病随着年龄的增长会自然消失。当然，父母也不能任其自然，因为多动症会引起许多相关的反应，如多动、注意力不集中、学习能力差，往往会使他成为团体中不受欢迎的孩子，使他经常受批评或冷落，长期下去，就会使他缺乏自信。父母要听取医生的意见，积极帮助宝宝进行治疗。同时，还可以采取食疗的方式，来帮助孩子缓解症状。

▒ Attention

父母要确认这些 ❗

活泼好动是宝宝的天性，但是多动症的活动是杂乱的，无目的性的，宝宝常有以下表现：

☐ 不安宁，喂食困难，难以入睡，易睡或难以唤醒。

☐ 有的宝宝较早能站立行走，打翻碗盆，拆坏玩具，或独自上街。

☐ 坐不住，看一会儿电视，爬上爬下，上窗子，踢椅子。

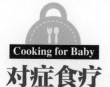

Cooking for Baby

对症食疗

● 父母应让宝宝少吃高糖食物，因为高糖食物会导致宝宝神经递质分泌不足，从而引起多动。

● 患多动症宝宝宜多吃鱼，因为鱼类脂肪中含有大量不饱和脂肪酸，对脑细胞发育有重要作用，可改善脑功能。

● 宝宝应多吃富含铁、锌的食物，如动物肝脏、海产品等。

桂圆瘦肉粥 ①

♥ 原料

大米100克，猪瘦肉75克，桂圆肉15克，红枣3～5颗，盐或蜂蜜适量。

♥ 做法

1 大米洗净，用清水浸泡1小时左右；猪瘦肉洗净，切末；桂圆肉洗净；红枣去核，洗净。

2 砂锅置火上，加入大米与适量清水用大火煮沸，加入猪瘦肉末、桂圆肉、红枣煮成粥。

3 粥成后，加入盐或蜂蜜调味即可。

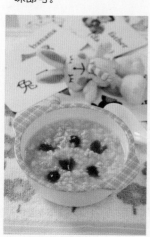

核桃煲猪心 ②

♥ 原料

猪心1个，浮小麦60克，甘草3克，红枣10颗，核桃肉30克，盐适量。

♥ 做法

1 猪心切开，去血水，洗净，焯水后切小丁；浮小麦、甘草、红枣、核桃肉分别洗净，红枣去核。

2 砂锅置火上，将猪心丁、浮小麦、甘草、红枣、核桃肉一起放入，加入适量清水，煎煮1小时后，放盐调味即可。

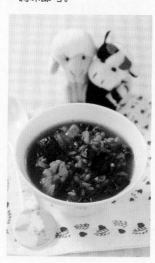

玫瑰花烤羊心 ③

♥ 原料

鲜玫瑰花、羊心各50克，盐适量。

♥ 做法

1 鲜玫瑰花洗净；羊心洗净，切薄片备用。

2 砂锅置火上，加适量清水，放入玫瑰花、盐，煎煮10分钟，做成玫瑰花汁。

3 摆好烧烤架，点火，将切好的羊心片蘸玫瑰花汁烤熟；也可放入烤箱中熏烤至熟。

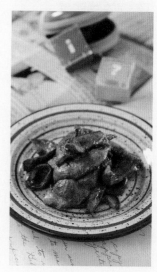

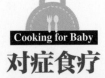

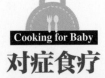 Attention

父母要确认这些 ❗

以下性格的孩子易患焦虑症：

☐ 较一般孩子敏感、多虑、缺乏自信心，因小事而过度焦急、烦躁不安、担心害怕，甚至哭闹不休。

☐ 性格顺从、做事负责、守纪律、自制力强、缺乏自信心而有强烈的自尊心。

⑳〔焦虑症〕

焦虑是指一个人的动机性行为在遇到实际的或臆想的挫折时所产生的消极不安的情绪体验状态，通常可用"焦急""烦躁""恐慌"等术语来描述。焦虑不安常可引起睡眠障碍、做噩梦、食欲不振等。

✔ 防治护理

医治儿童焦虑反应，前提是要避免和消除各种不良刺激，取得孩子的信任，要细致观察孩子的表现，锻炼和培养孩子的意志，教育孩子正确评价自己，树立自信心。对症状十分严重者，可在医生指导下服用小剂量镇静药物予以治疗，平时则要多注意饮食的调养。

Cooking for Baby

对症食疗

● 父母应有针对性地给宝宝补充营养物质，如B族维生素，它能改善大脑功能，减轻焦虑，保护免疫系统。

● 宝宝不宜食刺激性食物，避免摄入可乐、油炸食物、高糖食物等。

紫菜鸡蛋汤 ❶

♥ 原料
鸡蛋2个，紫菜20克，虾皮5克，植物油、盐、姜丝、葱花各适量。

♥ 做法
1. 紫菜用清水泡15分钟，捞出洗净，撕成片；鸡蛋打入碗内，加入适量盐，打匀；虾皮洗净。
2. 锅内油烧热后，下姜丝炝锅，加入适量清水烧沸，倒入蛋液，搅拌成鸡蛋花，放入紫菜、虾皮，放盐调味，撒上葱花即可。

枣仁粥 ❷

♥ 原料
酸枣仁60克，大米200克，白糖适量。

♥ 做法
1. 酸枣仁去杂质，洗净，风干；大米淘洗干净，用清水浸泡1小时。
2. 平底锅置火上烧热，放入酸枣仁炒熟出锅。
3. 砂锅置火上，放入适量清水，倒入熟枣仁，煎熬1小时左右，去渣留汁。
4. 大米放入电饭锅中，加入适量清水，倒入枣仁汁，煮熟后，加入白糖调味即可。

鲜奶鲤鱼 ❸

♥ 原料
鲜鲤鱼肉300克，鲜牛奶400毫升，植物油、料酒、盐、姜片各适量。

♥ 做法
1. 鲤鱼用清水洗净，去骨、刺，切片，放入碗中；将姜片、料酒、盐放入装有鲤鱼片的碗中腌渍。
2. 煲锅置火上，放入适量植物油，大火烧至六成热时，下切好的鲤鱼片略煎一下，加入适量水煮沸后，再倒入牛奶，炖至鲤鱼片熟，加入盐调味即可。

💗 **对症按摩**

如遇焦虑症发作，家长可应用以下操作方法

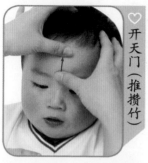

开天门（推攒竹）

● 操作方法：用两拇指指腹自婴幼儿两眉连线中点自下往上直推至前发际处，两拇指交替推30~50次。

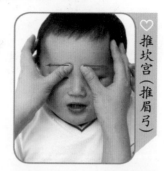

推坎宫（推眉弓）

● 操作方法：用双手拇指指端的桡侧，自婴幼儿眉头向眉梢做直线分推30~50次。

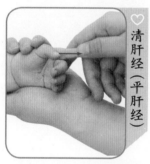

清肝经（平肝经）

● 操作方法：用拇指指腹自婴幼儿食指根向食指尖端推食指末节螺纹面50~100次。

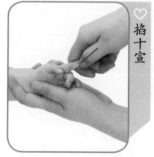

掐十宣

● 操作方法：用拇指指甲逐一掐婴幼儿十宣穴（双手十指顶端）3~5次。

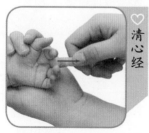

清心经

● 操作方法：用拇指指腹自婴幼儿中指根向指尖方向推中指末节螺纹面50~100次。

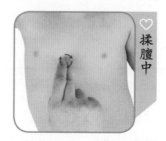

揉膻中

● 操作方法：用拇、食指或中指指腹于婴幼儿膻中穴揉50~100次。

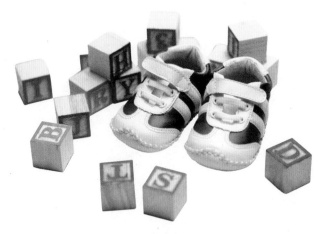

㉑〔孤独症〕

儿童孤独症是儿童精神心理上的病症，对孩子的伤害比较大，即使痊愈也往往残留行为障碍，大多不能独立生活。所以，父母要尽早发现儿童孤独症的症状，以便及时治疗。

🗸 影响与危害

儿童孤独症的最佳治疗期是3～6岁，如错过最佳治疗时机，不论如何治疗，其智力和行为只能停留在幼儿时期；而且治疗不及时，则会导致终生残疾，连自理能力都没有；即使长大后，有机会接受最优良的教育，将来仍会有相当一部分人不能很好地适应社会，也就是说不能像正常人那样很好地生活。所以，专家提醒家长，早期发现和早期干预很重要。

🗸 多与宝宝互动

孤独症儿童不会与人交流，他想要家长做什么事情，都是拉着家长上前指向这个东西，或通过哭闹、打滚，甚至自伤等行为去表达愿望和要求，从不开口说话。父母应想尽办法让孩子开口说话，然后再满足他的愿望。平时父母应注意与孤独症孩子的互动，帮他建立良好的行为方式。

〽 Attention

父母要确认这些 ❗

孤独症儿童常有以下表现：

☐ 孤独症的孩子没有依恋行为。平时他们不理人、自己玩自己的，不黏人。

☐ 孤独症的孩子对亲人和生人的反应没有很大的差别。他们看到妈妈来了，爸爸下班了，不会表现出特别高兴，常常是没有什么反应；看见陌生人也不害怕，不认生。

☐ 孤独症的孩子对人际关系不感兴趣。他们对团体游戏活动不感兴趣，很少主动找人玩，很少能和他人维持真正持久的友谊。

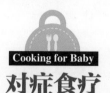

对症食疗

● 让宝宝少吃酸性食物，酸性食物是指各种肉、蛋及糖食。这些食物往往被父母认为是高营养品，但它们在人体的最终代谢产物为酸性成分，因此可使血液呈酸性，过多食用有可能导致宝宝形成酸性体质，使参与大脑正常发育和维持大脑生理功能的钾、钙、镁、锌等元素大量消耗掉，从而引起思维紊乱，使宝宝患上孤独症。

● 调整三餐结构，减少高蛋白、高脂肪、高糖类食物在饮食中的比重，增加蔬菜、水果等富含碱性成分的食物，使血液酸碱度重新恢复平衡，有助于孤独症宝宝康复。

荞麦粥 ①

● 原料

鸡蛋2个，水发百合20克，枸杞子15克，荞麦100克，水发干贝10克，水发香菇2个，春菊、盐、鸡精各适量。

● 做法

1 香菇洗净，切丝；百合、枸杞子、干贝、春菊分别洗净；荞麦洗净，煮20分钟备用；鸡蛋磕入碗中打成蛋液。

2 锅中加入水、香菇、干贝，大火煮沸，加入荞麦、百合、枸杞子煮15分钟，加入春菊，淋入蛋液成蛋花，加盐、鸡精调味即可。

菠萝炒鸡片 ②

● 原料

菠萝片150克，鸡脯肉片100克，黄瓜片、红椒片各10克，植物油、白糖、番茄酱、醋、盐、料酒、淀粉、水淀粉、香油各适量。

● 做法

1 鸡脯肉片放入碗中，加入淀粉、料酒腌渍。

2 炒锅内油烧至七成热，加入鸡肉片翻炒变色后，再放入黄瓜片、红椒片、菠萝片、白糖、番茄酱、醋、盐翻炒至熟，用水淀粉勾芡，收汁后，淋入香油即可。

青梅苹果沙拉 ③

● 原料

鲜青梅10个，苹果2个，千岛沙拉酱、蜂蜜各适量。

● 做法

1 青梅洗净，去核；苹果去皮、核，洗净，切成小块备用。

2 将青梅、苹果块放入大碗中，加入千岛沙拉酱、蜂蜜，搅拌均匀即可。

妈妈喂养经

做水果沙拉时，不一定要千岛沙拉酱，可以依据宝宝的口味，选用甜的奶油沙拉酱或水果沙拉酱就可以。

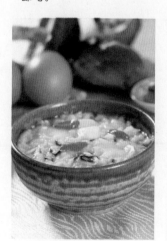

清炒芥蓝 ④

● 原料

芥蓝250克，植物油、料酒、盐、蒜片各适量。

● 做法

1 芥蓝去老叶，洗净，斜切段，在沸水中焯一下，捞出，沥干水分。

2 炒锅置火上，加入适量植物油，烧至七成热时，加入蒜片爆香，放入芥蓝段，用大火快炒，烹入料酒，快熟时，加入盐，翻炒均匀即可。

妈妈喂养经

有孤独症的宝宝会出现社交障碍、语言发育障碍、兴趣范围狭窄、行为刻板、认知和智力方面想象力缺乏等现象。照顾这样的宝宝，妈妈一定要善于开导。

附录 BABY HEALTH

做宝宝最好的 家庭保健医生

Mother & Baby

宝宝健康检测法

01 怎样测量宝宝体温

给宝宝测量体温常用的方法有腋下表、肛表和口表三种。其中，腋下表是最常用的测量体温方法，适合于小儿使用。口表虽然方便准确，但不适合小儿使用。肛表准确性高，测得结果比较接近体内温度，但应用和消毒比较麻烦。

腋下表测量体温

用右手拇指、食指握捏着体温计的末端（无水银球的那端），手腕快速用力地向下甩动，使水银下降入球部，直到体温计汞柱甩到 35℃ 以下（甩时要避免碰撞其他物品，以免体温计被碰碎）。

测温时，解开或撩起宝宝的衣服，让他坐在家长的腿上或躺在床上，把水银头部放在腋窝中并夹紧（如果腋下有汗，应先将汗擦干）。按住宝宝的胳膊使体温计贴着他的身体，保持这种姿势 5 ～ 10 分钟。

取出体温计，手持尾端呈水平位，使体温计上的刻度与眼平行，背光轻轻转动，直到清楚地看到体温计度数（汞柱所至的刻度即为腋下表所测得的实际温度）。

通常，腋测法正常体温为 36 ～ 37.4℃，超出 37.4℃，说明宝宝发热了（38℃ 以下为低热，38 ～ 39℃ 是中等热，39℃ 以上是高热）。对于发热的宝宝应每隔 2 ～ 4 小时测量一次体温，吃退热药或物理降温后 30 分钟还需测量一次体温，以观察婴儿热度变化。

需要注意的是，测定体温后，建议用 75% 的医用酒精、凉开水或是肥皂水消毒体温计，但不能用热开水冲洗，以免损坏体温计。

肛表测量体温

测温前先将温度计度数甩到35℃以下，以润滑剂润滑肛表水银球端。

测温时，让婴儿采取仰卧抬腿或趴卧姿势，一手扳开肛门，另一手将肛表旋转并缓慢轻轻插入，拿肛表的手同时按住宝宝臀部，固定住肛表，以防滑落或插入太深。在插入的时候，家长必须注意安抚宝宝不安的情绪，让他保持相对稳定的姿势，不要乱动。一般测量2～5分钟即可。

肛温适合各年龄段宝宝使用，测量结果最接近中心体温，受环境温度影响最小，但不方便测量，不适合做筛检用。因此建议可用于当其他方式之测量结果有异常或有疑义时需确认之用。肛温如果在36～37.9℃是正常的。超过37.9℃就说明宝宝发热了。

02 怎样测量宝宝脉搏

通常，检查脉搏的常用部位为桡动脉（即手腕外侧），其他部位还有颞浅动脉（耳前）、颈动脉（喉结外侧）以及足背动脉等，有时也可以触摸宝宝心尖部位的搏动。但无论测量哪个部位都要在宝宝安静的状态下进行。

桡动脉测量：测量时家长将右手食指和中指并紧，轻压在表浅动脉上，压力大小以能清楚地感到脉搏跳动为准。测量脉搏以1分钟为计算单位，家长可以边按边数脉搏次数。通常数半分钟即可，然后将结果乘以2，即为1分钟的脉搏次数。

下表是不同年龄段宝宝脉搏跳动情况（数字并非绝对，需结合具体情况分析）。

年龄	脉搏跳动情况
新生儿	约140次/分
1～12个月	约120次/分
1～2岁	约110次/分
3～4岁	约105次/分
5～6岁	约95次/分

测量脉搏次数时还应注意脉搏跳动是否有规律，即强弱程度如何，是否快慢不一、强弱不等、跳动无力等。多数家长有过这样的体验，宝宝高烧时脉搏跳动快且有力，病情严重时脉搏跳动微弱，有时摸不清。对于脉搏跳动的异常是否说明宝宝有病，需要咨询专业医生，以免贻误病情。

在家自行测量宝宝脉搏时，还需要做好以下准备：

❶ 测脉搏前应让宝宝保持安静，活动后要休息15分钟后再测，身体处于一种舒适、放松的姿势，最好在其熟睡时测量。

❷ 测量脉搏时，要数清楚每分钟脉搏跳动多少次，脉搏跳动得是否整齐规律且强弱均匀。

❸ 测量时不要用拇指诊脉，因为拇指上也有能感觉到的动脉跳动，容易和宝宝脉跳相混，造成假象。

03 怎样测量与观察宝宝呼吸

呼吸是人体与外界气体交换的过程，呼吸可以排出二氧化碳，吸进新鲜氧气，保证机体气体交换过程的正常进行。不同年龄的婴幼儿，呼吸频率也不相同，通常年龄越小，呼吸越快。某些特殊情况也会使呼吸加快，如体力活动、情绪紧张，而睡眠时呼吸稍慢。发热也会使呼吸增快，体温每升高1℃，呼吸约增加4次/分。

测量婴幼儿呼吸应在安静状态下进行，而哭闹、咳嗽都会影响计数。一般可以通过观察腹壁或胸壁起伏的情况来测量宝宝的呼吸，测查时将手放在小儿的胸腹部或观察其胸部运动，一起一伏为一次呼吸，以1分钟为计算单位，即数一数1分钟内的呼吸次数。测量时还要注意观察呼吸节律是否规律，呼吸深度是否一致。胸廓两侧的呼吸活动度是否对称，呼吸时有无异常气味。

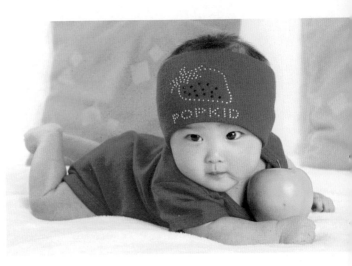

年龄	呼吸频率
新生儿	40～44次/分
1～12个月	约30次/分
1～3岁	约24次/分
4～7岁	约22次/分

上表是不同年龄段宝宝的呼吸状况，所列数字并非绝对，需结合具体情况具体分析。

一旦发现婴幼儿出现呼吸异常时，往往表示病情严重，应立即将其送往医院诊治。常见呼吸异常如下：

● 呼吸增快：常见于发热、肺炎、哮喘、心力衰竭等情况。

● 呼吸减慢：常见于安眠药中毒。

● 呼吸困难：患儿出现呼吸费力、烦躁不安、口唇发青，常见于哮喘、肺气肿、心力衰竭等情况。

● 潮式呼吸：呼吸逐渐加深加快，达到最高峰后，呼吸又变浅、变慢，继而出现呼吸暂停数秒至半分钟，然后又周而复始。常见于颅脑疾病、严重心脏病、尿毒症等情况。

● 点头呼吸：患儿的头部随呼吸而一抬一低，常见于濒死时。

● 酸中毒大呼吸：呼吸深而慢，常见于尿毒症、糖尿病昏迷等情况。

04 怎样测量宝宝血压

血压是反映人体健康状况的一个重要指标，血压一旦发生变化往往预示着某些疾病的发生。少年儿童的血压水平受发育因素影响很大，对于不同年龄阶段的儿童，测量血压的方法和选择的袖带是不同的，而过窄或过短的袖带会使测得的血压值高于实际值。

一般来说，袖带气囊的最佳长度以能包绕被测宝宝上臂周长的80%～100%为宜，气囊的最佳宽度为上臂周长的40%。测量血压还要在安静时进行，而宝宝在哭闹或运动后以及精神过于紧张时所测的血压值往往会偏高。那么，具体测量方法又是怎样的呢？

测量时以右上臂血压为准，让宝宝保持坐直姿势（婴幼儿可以仰卧），医生的听诊器放在袖带下缘下方肘动脉搏动处。同时，让宝宝的上臂与心脏保持同一水平。

不同年龄宝宝的血压值有一定的规律，可以按照以下公式来判断。

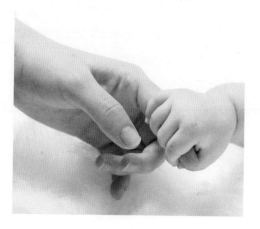

- 1岁以内宝宝收缩压＝月龄 ×2＋68（毫米汞柱）。
- 1岁以上宝宝收缩压＝年龄 ×2＋80（毫米汞柱）。

通常，当心脏收缩时，动脉血压所达到的最高数值即为收缩压（又叫高压），健康成人一般为 90～140 毫米汞柱。

当心脏舒张时，动脉血压下降到最低数值即为舒张压（又叫低压），健康成人正常值为 50～90 毫米汞柱。收缩压和舒张压平均为 115/70 毫米汞柱。

幼儿的血压一般为 (86～98)/(58～63) 毫米汞柱。如果你的宝宝5岁，那么他的收缩压即是 5（岁）×2＋80（毫米汞柱），结果为 90（毫米汞柱）。而舒张压约为收缩压数值的 2/3，所以5岁宝宝正常血压大概是 90/60 毫米汞柱。

对于这个年龄段宝宝的血压状况应结合年龄、性别等多种因素综合判定：

通常，婴幼儿期高血压常无任何典型临床表现，只表现为烦躁、抽搐。随着年龄的增大，会表现出易激怒、哭闹不止、多动、抽搐、难管教、呕吐、呼吸窘迫、头痛难忍等症状，而这些现象往往被误诊为头痛、消化道疾病、多动症、癫痫等。

宝宝血压过低则反映有严重疾病存在，如感染、外伤、失血等引起的休克，同时还伴有皮肤苍白、四肢冰冷、尿少、无尿等症状，严重时还会有生命危险，需要积极进行抢救。

宝宝健康体检与预防接种

01 定期健康体检的具体日期

宝宝出生后 42 天左右要到医院做产后检查，了解这段时间喂养及身体发育状况。3 个月时，到就近医院的儿保科建立系统管理档案，进行 4：2：1 查体，即 1 岁内共查体 4 次，每隔 3 个月检查一次身体，一般为满 3 个月、6 个月、9 个月、12 个月；3 岁之内每年查体 2 次，即每隔半年查 1 次；3 岁以后，每年查 1 次。

02 1岁以内小儿体检内容

这个年龄段的宝宝身体发育尚未完善，定期体检可以帮助家长及时发现宝宝成长过程中出现的这样或那样的问题。主要是对小儿生长发育指标进行监测，体检内容包括身长、体重、头围、胸围四项指标，还要对小儿视觉、心理、智力发育进行筛查和咨询，做到早发现、早治疗、早干预。除了要监测宝宝的生长发育情况外，还要对小儿"四病"（即佝偻病、营养性贫血、腹泻、肺炎）进行防治宣教，家长要遵照医护人员的建议，做到合理科学地护理和喂养宝宝，一旦发现小儿患了某种疾病，要及时治疗。

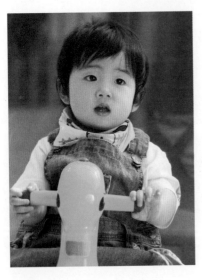

03 1～3岁小儿体检内容

1～3 岁的宝宝生长发育的速度比婴儿时期有所减慢，但是对各种营养素的需求都还很高。加上正处于换奶后期，原来的辅食变为主食，喂养不当极易引起小儿腹泻，影响生长发育。健康体检时除了要继续监测身高、体重、头围、胸围等几项指标外，还要注意合理喂养及进行智力筛查，家人要细心观察宝宝细小动作或是大动作的发育状况是否良好。这个年龄段的宝宝生活上逐渐有自我独立性，但是随着活动范围的加大往往会发生意外事故，为此，家长要听从医护人员的指导，避免宝宝发生意外事故。

04 小儿预防接种的时间、种类及方法

目前我们国家已经有宝宝免疫程序的明确规定，所有符合条件的儿童都必须完成以下的免疫接种：卡介苗、乙型肝炎疫苗、甲型肝炎疫苗、脊髓灰质炎疫苗、百白破三联疫苗、麻疹减毒活疫苗，风疹、腮腺炎、乙脑、流脑等疫苗，用以预防结核病、乙型肝炎、脊髓灰质炎、百日咳、白喉、破伤风、麻疹等多种严重危害宝宝健康的疾病。具体接种时间、疫苗种类及方法如下表：

● 卡介苗：接种卡介苗是预防结核病的有效措施，能使结核病的发病率减少 80% ～ 90%。新生儿出生 1 周内即可接种，其他人在接种卡介苗之前，一般应先做结核菌素试验，凡是没有受到结核菌感染的人都可以接种卡介苗。卡介苗的接种方法有口服、皮下划痕、皮内注射三种。接种 2 ～ 3 周后，注射局部会出现红肿硬结，然后逐渐形成脓包或小的浅表溃疡，一般 2 个月左右便可结痂而愈。尽管接种卡介苗是安全的，但对早产、难产的新生儿，婴儿腹泻者、发热体温在 37.5℃以上者，全身湿疹或有全身皮肤病者以及各种急性传染病者，为了慎重起见，均应暂缓接种。

年(月)龄	卡介苗	乙肝疫苗	甲肝疫苗	脊髓灰质炎疫苗	无细胞百白破疫苗	麻风二联疫苗	麻疹疫苗	麻风腮疫苗	乙脑疫苗	流脑疫苗
出生	●	●								
1个月		●								
2个月				●						
3个月				●	●					
4个月				●	●					
5个月					●					
6个月		●								●
8个月						●				
9个月										●
1岁									●	
18个月			●		●			●		
2岁			●						●	
3岁										●

● 脊髓灰质炎疫苗：脊髓灰质炎疫苗能预防小儿麻痹。该疫苗一般在宝宝满2个月时开始口服糖丸，每月1次，每次1粒，务必接种3次。服用后一般无不良反应，仅见少数轻微胃肠道症状。宝宝腹泻要避免接种，如果出现高热、免疫能力受损、患胃肠病的情况也要暂停。口服疫苗前后30分钟不可吃任何东西；此种疫苗只能口服，不能注射。

● 百白破疫苗：它是百日咳、白喉、破伤风三种混合疫苗的简称，百日咳是急性呼吸道细菌感染，影响呼吸和进食。白喉是白喉杆菌引起的呼吸道感染，会引起心肌炎或神经炎，病死率高达10%。破伤风导致宝宝肌肉收缩、僵直。第一次接种是出生后4个月，以后间隔1个月再接种第二次，3个月后再注射1次，接种后宝宝在注射部分会有红肿疼痛，两天内出现发热、食欲减退等不适症状；但出现持续高热、抽搐等情况，要立即到医院就诊。如果宝宝患有感冒等疾病，要延缓接种，第一次与第二次间隔2个月，第二次与第三次间隔6个月。

05 疫苗的种类

疫苗是将病原微生物及其代谢产物，经过人工减毒、灭活或利用基因工程等方法制成的用于预防传染病的自动免疫制剂。疫苗有活菌疫苗、死菌疫苗、类毒素三种，其特点如下：

● 活菌疫苗：减毒活疫苗作为疫苗用，如脊髓灰质炎、麻疹、卡介苗等。接种活疫苗免疫力长久持续，要进行数次追加免疫。可能会发生轻微的感染，但增强血中与细胞两方面的抵抗力。

● 死菌疫苗：这种疫苗可以杀死病原体，只留下能够产生免疫力的毒素作为疫苗，如百日咳、乙型脑炎、流行性感冒等疫苗。这种疫苗必须定时追加接种，以强化免疫。

● 类毒素：这种疫苗通过取出病原体的毒素，削弱毒性或进行无毒化处理，如白喉、破伤风疫苗。与死菌苗相同，不具有持续免疫力，必须定时追加接种。

06 接种疫苗前后要注意什么

● 接种疫苗前：应向医生说明宝宝的健康状况，有急性传染病、慢性疾病、活动性肺结核、中枢神经系统疾病或有过敏史的宝宝都不宜进行疫苗接种。这些宝宝需在疾病痊愈两周后，经医生检查认为没有接种禁忌证方可接种。打防疫针前应给宝宝洗一次澡、换件干净衣服，并带好预防接种手册和有关疾病挂号本，尽量由妈妈陪伴。

● 接种疫苗后：应让宝宝在接种场所休息15～30分钟，回家后要禁止剧烈活动，暂时不要洗澡，不吃刺激性食物。家长要对宝宝细心照料，注意观察，多喂些开水。如果宝宝出现轻微发热、食欲不振、注射局部有硬结等情况，不必

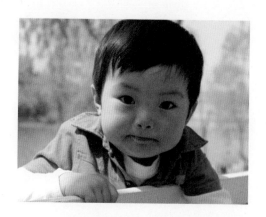

紧张，无须特殊处理，只要注意护理，一般在1~2天就会好转。如果反应加重，应立即请医生加以诊治。另外，有些疫苗需按一定的间隔时间连续接种多次才有效，为此一定要按照规定的免疫程序、接种日期进行预防接种。

07 重视预防接种后的异常反应

多数生物制品的接种反应轻微，时间也较短暂，无须做任何处理即可恢复正常。而某些情况下，反应可能加重。预防接种后常见异常反应包括晕厥、过敏性休克、过敏性皮疹、接种活疫苗后的全身性感染、血管神经性水肿等。

晕厥

● **症状**：注射后会首先表现出紧张、面色苍白、出虚汗，继而失去知觉、小便失禁等。这是由于被接种者精神过度紧张和恐惧，引起短时间失去知觉和行动能力。宝宝在空腹、过度疲劳及空气污浊、天气闷热时，最容易发生这种反应。

● **处理方法**：一旦宝宝出现晕针，大人应马上让宝宝平卧，保持安静，并喂些热水或糖水，片刻之后就会缓解。要是数分钟后还不见好转，要立即请医生进行诊治。

过敏性休克

● **症状**：有的宝宝注射后会出现皮肤瘙痒、烦躁不安、面色潮红或苍白、呼吸困难、大小便失禁，甚至神志不清等异常反应，这种情况多在注射疫苗后数分钟，迟则数十分钟内发生。

● **处理方法**：如果宝宝出现这种反应，大人要立即让宝宝平卧，将头部放低，等待医护人员的到来，严重时可就地进行皮下或静脉注射肾上腺素，并注意密切观察病情，及时治疗抢救。一般建议家长给宝宝注射疫苗后，要在现场观察30分钟左右，发现没有异常才离开。

变态反应

● **症状**：如过敏性皮疹、血管神经性水肿。过敏性皮疹较为常见，以荨麻疹居多，一般在接种后数小时到数天内发生，接种活疫苗在1~2周内发生，严重者要给予抗过敏药。

● **处理方法**：个别宝宝在接种后2周内会出现血管神经性水肿，注射部位红肿范围加大，皮肤发亮，严重者水肿还会扩大到整个上臂及手腕。除了服用抗过敏药物外，还可用湿毛巾进行局部热敷。

Mother & Baby

宝宝医院就诊注意事项

01 什么情况需挂急诊

俗话说得好："时间就是生命。"这句话用在医病救人上再适合不过了。如果孩子患突发性的疾病，就要赶快到医院救治，但是有些家长挂号时犯了难，他们不能准确地判断自己的孩子是否要挂急诊，下面就总结一下需要挂急诊的情况，如果你的孩子出现了同样的症状，就要立即到医院寻求帮助、治疗。

① 当孩子体温不正常，长时间固定在 35℃ 以下，或是患有急性发热性疾病，体温高于 38℃ 且全身症状明显时，家长就要尽快将孩子送往急诊室。

② 孩子呼吸系统出现问题，比如出现呼吸困难、异物堵住气管导致窒息、严重哮喘等症状时，要及时送往医院，以免耽误最佳的治疗时机。

③ 孩子因各种原因导致休克、抽搐、惊厥、内脏损伤、骨折、头部损伤时，应用最快的速度将孩子送往医院并立即挂急诊诊治。

④ 出现意外情况，比如孩子在玩耍时被烧伤、烫伤、炸伤，或是在日常饮食中遭遇中毒，导致严重的呕吐、腹泻时，要挂急诊。

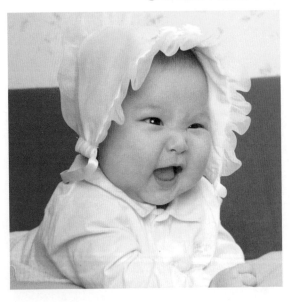

⑤ 出现各种急性症状时，例如急性的出血、咯血、急性心肌梗死、心律失调或是各种急性炎症，都要挂急诊进行紧急的治疗。

总之，只要孩子出现了紧急的病症，家长就要以最快的速度将孩子送往医院，并用最快的方法让医生给孩子治疗。在紧急的情况下，耽误 1 分钟就有可能耽误一个生命。

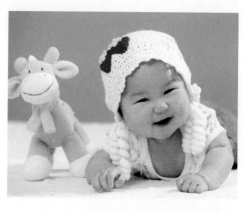

02 如何挂号、挂什么科

挂号是患者看病首先要解决的问题，家长要根据孩子患病的紧急及严重程度来确定到底要挂什么号。目前挂号可分为五类。

第一类为普通门诊，如果病情不是很严重，或初次看病挂普通门诊就可以。

第二类是专科门诊，是为治疗某种疾病专门开设的门诊，主治医师相对固定，可以给病人全面的诊断和治疗。

第三类为专家门诊，由副主任医师以上的专家应诊，他们有各自擅长治疗的疾病，能够为患者提供系统的诊治。

第四类是传染病门诊，专治患有传染病的患者。

第五类就是急诊，专门治疗患有突发性病症的患者。在挂号时一定要针对病症的轻重缓急，如果挂错了号，不仅浪费时间，还不能针对病症进行治疗。

挂号之后要解决的问题就是挂什么科，普通门诊的分类有很多，有普通内、外科，儿科，神经内、外科，骨科，泌尿科，耳鼻喉科等，家长可以根据自己孩子所患病症的部位来选择。如果还是不能确定，可以经普通门诊检查后，再看专科或专家门诊，或者直接去咨询服务台医生，他们会给你详细的帮助。

03 候诊时应注意什么

候诊是挂完号后等待医生给孩子诊治的这段时间。马上就可以让医生诊治了，有些家长心急如焚，恨不得第一个冲到医生面前，让医生赶快给自己的孩子治病。在候诊的这段时间，不管是家长还是身旁的孩子，都有很多要注意的事项。

❶ 在候诊的这段时间内，保持安静很重要，如果孩子大声喧哗，家长一定要及时制止，以免干扰诊室内医生治病。同时，家长也要保持安静，不能大声询问诊室内的情况。如果孩子因为难受而大声哭闹，家长可以轻拍孩子的背部，尽量让孩子感到安全、舒服，以减小哭闹的音量。

❷ 家长还要遵守看病的秩序，不能因为着急就抢在别人前面看病，如果孩子病情突然发生变化，要找护士寻求帮助。此外，家长还不可以擅自进入诊室，打扰医生诊治，也不可以妨碍医护人员工作。只要安静地等待叫号就可以了。

❸ 在走廊里等待治疗时，要保持候诊室清洁，不能随地吐痰，乱扔果皮、纸屑，如果是因孩子生病呕吐，要及时请清洁人员帮忙清理，以免影响他人。

04 结束就诊前要问些什么

医生的诊治结束后，会开些相应的药物调理患者的身体。在家长带孩子离开诊室前，别忘了询问注意事项，这有利于患儿快速康复。

● 询问大夫如何预防疾病再次复发：对于一些易反复发作的疾病来说，治愈并不意味痊愈，它很有可能卷土重来，甚至症状还会加重。知道如何预防复发，就能有效避免情况的发生。

● 询问大夫何时进行复查：病情的发展不会像文字一样写在纸上，即使孩子有感觉，也不会特别准确。只有通过复查，才能了解到病情的发展情况，因此要注意询问复查的时间。

● 了解患者在服药期间饮食方面的禁忌：有些药物中的成分与日常饮食的食物相冲突，同时食用会导致不良反应。而且有些油腻、生冷的食物也不适宜在患病期间食用，带有刺激性的食物会加重患者身体上的痛苦。

● 询问患者在日常作息方面有无特殊要求：有些疾病要求患者不能做剧烈运动，这就要求家长要保证孩子能有个相对安静的生活环境。

05 诊治时怎样与医生谈话

病人诊治时与医生的谈话，对疾病的治疗很有帮助。谈话的内容会影响到医生的治疗及对患儿所患疾病程度的了解。如果患儿可以自己复述病情，家长在一旁补充就可以了，因为只有患儿自己最了解自己的感受。如果患儿尚小，不能自主说明，家长可以代为传达，只是描述要尽量详尽，把自己看到的详细情况说给医生听。此外还有一些家族病史最好也要告知医生，哪怕它很不易启齿，要知道这些资料都很可能帮助医生治疗患儿。

在描述病情时，不要自行下定论。如果是腹泻，就只说腹泻，不要说得了肠胃炎。不同的疾病会有相同的症状，这样妄自地定义所患病症，会妨碍医生的诊断。有时医生会听信患者所说的，认为患者是旧病复发，如此一来，不仅没能对症下药，反而耽误患者及时治疗疾病。

医生询问病情时，要尽量提供详细的说明，切不可所答非所问，东拉西扯扰乱医生思维。在短短的诊治时间内，争取弄明白得了什么病、引起的原因、今后的注意事项及如何预防等问题，在医生询问时，详细作答，医生询问过后，可以提出自己的疑问。语气要平缓，不可焦急暴躁。

医生往往会用专业的语言告知患者病因，如果你听不懂医生所说的意思，可以试着用自己的话重复一遍，当医生觉得你说得不对时，他自然会用比较通俗的语言告诉你。

Mother & Baby

宝宝安全用药指南

01 怎样看药品说明书

仔细阅读药品说明书，是安全服药前的必经程序。药品说明书上会明示药品的名称、主治功能、用法与用量、不良反应、禁忌证、储藏条件、有效期、主要成分、药品性状、批准文号等内容。这些都是家长要留心查阅的，要知道，看药品说明书也是有学问的。

● 首先来看药品的主治功能，家长一定要针对孩子所患的疾病来看药品是否对症下药，以防取药师马虎出现取药问题。其次是要看药品的批准文号。有"准"字代表国家批准正式生产，有"试"字代表国家批准试生产。如果买到的药品批准文号有问题，就不要服用了，以免服用假药给身体埋下隐患。第三要看药品的用法用量，严格遵照药品标志服药，以期患儿尽早恢复健康，多用少用都会阻碍患儿的康复。家长更不可擅自更改用量，一切都要按医嘱或说明上的规定去做。第四要看药物的保质期，有些药物即使在保质期内，其形状改变后，也不能服用，家长要留心查看。

● 是药三分毒，任何的药物都有可能产生不良反应。副作用是指服药过程中可能出现的不适反应，而毒性反应是指服药因过量或过久会造成的强烈不适症状。家长在给孩子服药时，不必因为惧怕不良反应而停止服药，不良反应只是有可能发生，因人而异，如果患儿在服药时出现不适症状，可以询问医生是否停药。

● 药品说明书上的禁忌证一定要仔细阅读，并严格按照说明去做，它能直接关系到患儿的人身安全。有禁用标志的就不要服用，有慎用标志的要谨慎服用，如有不良反应要马上停用。药品的保存方法也有讲究。标有阴凉处储藏则说明存放环境温度应在20℃以下，冷藏保存需要将药物存放在2～8℃的环境中。服药后，瓶盖盖严，不能置放于空气中。

● 药品有效期并不是绝对的。如果药品在有效期内外观性状发生了明显变质，也同样是不能使用了。

02 识别真假药的N种方法

家长在给孩子购买药物时，一定要到正规的药房或指定药品售卖处进行购买。假药不仅不能治愈患儿的疾病，还会加重疾病症状，甚至导致孩子患上其他的疾病。在买完药物后，家长也要仔细查看药物的真假，以免误服。辨别真假药品有很多种方法，下面就来介绍一些简单易用的小窍门。

● 防伪标志：有些药品生产厂家为了方便用户辨别真假，会在药品包装上设置特殊的防伪标志，只要购买者稍加留心就能辨别真假。假药的包装上一般做不出防伪标志，即便有，也是粗制滥造，一眼就能看出区别。

● 包装外观：正规厂家出厂的药品包装精细，不管是从包装、标签还是从字迹、套色都整齐清晰、颜色鲜明。如果是假药，他们很难模仿到位，外包装上字迹浅淡、颜色不准、过度生硬、色块错位。

● 看生产厂家：根据国家药监局规定，规范药品说明书必须注明生产企业名称、地址、邮政编码、电话号码、传真号码、网址等，便于患者联系以辨真假。而假药对该类项目的标注内容往往不全。

● 药品质量：如果是假药，就算外包装制作得再精良，药品的质量也会让它露馅。家长可以将药品拿出，仔细观察它的外观和断面，如果是假药，就会出现不同形状。如果患儿需要用中药的浸膏片，家长可以取其断面，在上面哈气，

出现水珠亮点就是真药，反之就是假药。

● 气味不正：药品在服用前家长最好先闻一下，如果有特殊的怪异气味应停止服用。当药物散发出怪味或没有应该有的味道时，要注意是否买到了假药。

● 时间不准：时间不准是指生产日期、使用年限的标志不准确。有些假药在外包装上不会明确注明这两项时间，有的只注明一项，家长在购药时一定要仔细查看。

● 说明详细：合法生产药品的说明书会详细地列出有关药品及服药的注意事项。如果没有详尽的说明，则有可能是假药。有些假药在说明书上会夸夸其谈，声称可以包治百病，甚至治疗癌症都不在话下，这种药品家长一定不要让孩子服用。

● 批准文号：查看标志药品外包装上都会有批准文号，含有"药"字样就说明是国家批准生产的，如果是其他字样则不要购买。

03 怎样给宝宝的眼、耳、鼻用药

给宝宝用药是许多新爸爸、新妈妈都头痛的事，而给宝宝的眼、耳、鼻这些特殊部位用药更需要一些技术。

眼内用药

宝宝眼部出现炎症、过敏、外伤及青少年的散瞳验光都离不开点用眼药水或眼膏。

● **用药方法**：滴眼药水时，让宝宝取仰卧位或坐位，头略向后仰，眼睛向上看。大人用左手拇指或棉签轻轻扒开他的下睑，露出下结膜囊，右手拿眼药瓶或滴管将眼药水滴入结膜囊内，将上睑稍提起再轻合上，使整个结膜囊内充盈眼药水，之后再让宝宝闭眼2分钟。如果眼部附有分泌物或眼膏，应先用消毒棉签拭去，再滴眼药水。涂眼膏时，在露出下结膜囊后，大人手拿眼膏将一个米粒大小的药物直接挤入结膜囊内，并让宝宝闭目2分钟左右，再用棉签或棉球擦净睑缘及睫毛上的油膏。

有的宝宝因为年龄小不合作，可以让宝宝仰卧在床上或桌上，让一个人固定他的手臂、上身和腿部，另一个人用手固定他的头部，大人再给他点药。

● **注意事项**：爸爸妈妈在操作前应先洗手，点药前一定要先核对药名、浓度、不可搞错，对于无标签或过期的药物一定不要用。

耳内用药

● **用药方法**：给宝宝用药之前，爸爸将其以侧卧位斜抱在怀里，按住头部，如果宝宝不配合，爸爸要用膝盖夹住宝宝的双腿，以防宝宝扭动。妈妈用左手将宝宝的耳郭向后下方轻轻牵引，以便拉直外耳道，利于药液顺利流入，拉直耳道也便于查看耳道内有无异常分泌物，再用右手将药液对准耳道后壁滴入，每次1～2滴即可。滴完后用手指轻轻按

压宝宝的耳郭，这时，不要急着让宝宝马上直立起来，应该让他保持原位3～5分钟，等药液慢慢渗入外耳道再站立。

● **注意事项**：给宝宝耳内用药时，要尽量使药液温度与体温相近，如果过凉要加温，以免滴入后出现恶心、呕吐等不良反应，而且不能把滴管或是药瓶碰到宝宝的外耳道壁，以免感染。

鼻内用药

● **用药方法**：给宝宝鼻内用药前应清除鼻腔内的分泌物，动作要轻柔，以免损伤宝宝幼嫩的鼻腔黏膜。让宝宝坐立或仰卧，头尽量往后仰。妈妈用左手手指轻轻推起宝宝的鼻尖，以使鼻腔充分暴露，右手持滴管对准宝宝鼻孔，沿着鼻腔壁缓缓滴入药液。然后，大人用手指尖轻轻压住宝宝的鼻翼，让药液与宝宝的鼻黏膜充分接触。滴药后不要让宝宝立即抬头或站立，最好让他静坐或静卧2分钟左右，特别是患鼻窦炎的宝宝更应多待一会儿，以使药液充分流入和接触鼻腔。

● **注意事项**：为了使药水不流到宝宝的喉咙里，宝宝坐立滴药时，大人应让他的身体靠在椅背，头往后仰，鼻孔朝上；而仰卧位时，可把枕头垫在宝宝的肩背下，以使头部往后仰，鼻孔向上。对于不合作的宝宝，可以趁他熟睡后再滴药。此外，有的滴鼻药有苦味，一旦流入喉咙壁，会让宝宝不舒服，可以在滴药后用清水漱口，清除咽部残留药液。

04 宝宝用药的剂量和最佳服药时间

宝宝正处在生长发育时期，各个脏器发育不成熟，对药物的代谢和排泄机能、解毒功能较成年人低，耐受性较差，容易造成过量和中毒，用药剂量应严格按标准规定用量。目前，小儿用药常按体重计算剂量，方法是先测量出宝宝的体重，或按年龄推算出平均体重，再计算剂量。下表是刚出生至 3 岁小儿的用药剂量，仅供参考。

年龄	剂量
出生至1个月	成人剂量的1/18～1/14
2～6个月	成人剂量的1/14～1/7
7～12个月	成人剂量的1/7～1/5
1～2岁	成人剂量的1/5～1/4
2～3岁	成人剂量的1/4～1/3

另外，对于相同年龄不同情况的宝宝用药还需结合具体情况，如宝宝年龄相同，身体发育正常，但病情不同，重者剂量可大些，轻者可小些。而大龄儿的剂量不能超过成人用量，即以成人剂量为限。服药时间一般在饭前 30 分钟至 1 小时进行，此时胃内已排空，有利于药物吸收和避免服药后呕吐；若是服用对胃有强烈刺激的药物，可在饭后 1 小时喂服，以免损伤胃黏膜。宝宝可在喂奶前或两次喂奶中间服药。新生儿在喂奶前 1 小时左右给药。

05 宝宝用药途径选择

● 口服给药：对于能喂奶的宝宝应尽量采取口服给药。药物经口服、胃肠道吸收可以在体内很好地发挥治疗作用，而且宝宝服用起来也很方便，没有痛苦，家庭自行给药也较安全。不足之处是这种给药方式作用缓慢，吸收量不规则，不适合急救。

● 局部给药：这种用药方法是将药物直接作用于患处，使局部保持较高的药物浓度，产生局部治疗的作用，这种方法包括涂擦、湿敷、含漱、滴入、吸入等方法。

● 注射给药：这种给药方法用药量准确、作用快、排泄也快，比较适合年龄较大的宝宝，尤其是肌肉注射的效果较明显。对宝宝静脉给药时，一定要按规定速度给药，切不可过急过快，要防止药物渗出引起组织坏死。但是这种给药方法不适用于新生儿，因为新生儿皮下注射容量很小，给药会损害周围组织且造成吸收不良。注射给药也有缺点：一是要求严格无菌的操作环境，二是操作技术要求较高，因此，对家庭来说使用起来不是很方便。

● 胃肠道途径给药：这种用药方法有舌下含服和直肠给药两种。前者作用较快，对黏膜没有刺激，如硝苯地平、硝酸甘油片等；后者不会对胃肠产生刺激，比口服给药作用快，如肛门栓剂、保留灌肠等。

06 给宝宝喂口服药的技巧

●1~3个月：1～3个月的宝宝吸吮能力差，吞咽动作慢，喂药时要特别仔细。为了避免把宝宝呛着，可将他的头与肩部适当抬高。先用拇指轻压宝宝的下唇，使其张口，再将药液吸入滴管，利用宝宝的吸吮本能吮吸药液。服完药后再喂些水，尽量将口中的余药咽下。如果宝宝不肯咽，可用两指轻捏他的双颊，帮助其吞咽。服药后要记得把宝宝抱起，轻拍背部，以排出胃内空气。

●4~12个月：给4～12个月的宝宝喂药时可让他斜坐在你的腿上，先喂一口白开水润润口，再将药液从他的口角旁轻缓倒入，并把药液慢慢咽下（如果宝宝不肯张口，可以轻捏他的下巴颏），待药液全部咽下后再把药杯拿开，以免宝宝把口中尚未咽下的药液全部吐出。

07 如何预防药物不良反应

●注意患儿病史和用药史：宝宝以前得过什么病，用过什么药，有过哪些不良反应，大人一定要清楚。

●注意患儿体质：身体素质、身体承受力往往会影响药品的选择与用药剂量。过敏体质的患儿用药时应格外谨慎小心。体质比较弱的患儿，要选用作用比较温和的药品，药量宜小些。

●注意给药方法：给药途径、方法要依据病情的轻重缓急、用药目的和药物性质来确定。

●注意用药剂量：用药剂量超标则易引起急性中毒，甚至死亡。尤其是对某些不熟悉或未使用过的药物，最好根据情况再做适当调整，确保用药安全。

08 如何给宝宝喂中药

●1岁以内：用滴管喂药，把患儿抱起，头部抬高，将药液吸入滴管，然后喂服。对于强烈拒服的宝宝，可以用手固定他的头部，再用小匙把药液送入，使其自然咽下。服完后将宝宝抱起轻拍背部，使胃内的空气排出。

●1~3岁：大人要多鼓励、多和宝宝讲道理。先让宝宝吃几口药，再喂点甜食，然后再喂药。服药时间不要离宝宝吃饭时间过近，以免影响药物的吸收。药量较多时可分数次间隔喂药。

09 不同药品的最佳用药时间

如果将服药的时间与人体生物钟相配合，可以减少药物的副作用，最大限度发挥药物的作用。

●感冒药：感冒的症状多在上午和夜间症状加重，所以在这两个时间段服用效果最好。

●抗喘药：患有气喘、哮喘的儿童，最好在早上7点左右服用。

●抗过敏药：有些抗过敏的药物在早上服用，药效可以持续近16小时，而若在晚上服用，药效只能维持7小时。所以说抗过敏药物服用宜早不宜晚。

菜肴拍摄 | 张 磊 秦 京
图片提供 | 北京全景视觉网络科技有限公司
达志影像
华盖创意图像技术有限公司
美好景象图片有限公司